被评为医学院校学生最喜爱的工具书!

针灸经络穴位速记手册

(第2版)

主　编：黄　泳　　王升旭　　陈俊琦

编　委：黄　泳　　王升旭　　陈俊琦　　夏冒李

　　　　许　鹏　　林欢欢　　杨继生　　赵博欣

　　　　李求实　　陈　静　　曲姗姗

广东省出版集团

广东科技出版社

·广　州·

图书在版编目（CIP）数据

针灸经络穴位速记手册/黄泳，王升旭主编. —2版. —广州：广东科技出版社，2010.1（2025.8重印）

ISBN 978-7-5359-5084-0

Ⅰ.针… Ⅱ.①黄…②王… Ⅲ.①针灸疗法—经络—手册②针灸疗法—穴位—手册 Ⅳ.R224-62

中国版本图书馆CIP数据核字（2009）第050878号

出 版 人：	朱文清
责任编辑：	黄 铸 杨柳青 谢慧文 严 旻
封面设计：	林少娟
责任校对：	陈 静
责任技编：	彭海波
出版发行：	广东科技出版社
	（广州市环市东路水荫路11号 邮码：510075）
销售热线：	020-37607413
	https：//www.gdstp.com.cn
	E-mail：gdkjbw@nfcb.com.cn
经　　销：	广东新华发行集团股份有限公司
排　　版：	广东科电有限公司
印　　刷：	佛山市浩文彩色印刷有限公司
	（南海区狮山科技工业园A区 邮码：528225）
规　　格：	889mm×1194mm 1/64 印张5.5 字数120千
版　　次：	2007年4月第1版 2010年1月第2版
	2025年8月第28次印刷
定　　价：	10.00元

如发现因印装质量问题影响阅读，请与承印厂联系调换

目录

第1章 经络速记 … 1
第1节 经络的概念及组成 … 1
一、经络的概念 … 1
二、经络系统的组成 … 1
第2节 经脉系统 … 3
一、十二经脉 … 3
二、十二经别 … 31
三、十二筋经 … 31
四、十二皮部 … 31
五、奇经八脉 … 31
第3节 络脉系统 … 43
一、十五络脉 … 43
二、孙络、浮络 … 44

第2章 穴位速记 … 45
第1节 穴位总论 … 45
一、穴位的概念 … 45
二、穴位的分类 … 45
三、穴位的治疗作用 … 46
四、穴位的定位方法 … 47

五、特定穴概述···52
第2节　穴位各论···53
　　一、手太阴肺经所属穴位·······································53
　　二、手阳明大肠经所属穴位····································61
　　三、足阳明胃经所属穴位·······································74
　　四、足太阴脾经所属穴位·······································96
　　五、手少阴心经所属穴位······································109
　　六、手太阳小肠经所属穴位···································115
　　七、足太阳膀胱经所属穴位···································125
　　八、足少阴肾经所属穴位······································157
　　九、手厥阴心包经所属穴位···································172
　　十、手少阳三焦经所属穴位···································178
　　十一、足少阳胆经所属穴位···································190
　　十二、足厥阴肝经所属穴位···································212
　　十三、督脉所属穴位··220
　　十四、任脉所属穴位··234
　　十五、常用奇穴··247

第3章　特定穴速记··263
第1节　五输穴··263
　　一、五输穴的概念···263
　　二、五输穴的内容···263
第2节　原穴···265
　　一、原穴的概念··265
　　二、原穴的内容··265

第3节　络穴 …………………………………… 266
一、络穴的概念 ……………………………… 266
二、络穴的内容 ……………………………… 267
第4节　郄穴 …………………………………… 268
一、郄穴的概念 ……………………………… 268
二、郄穴的内容 ……………………………… 268
第5节　下合穴 ………………………………… 270
一、下合穴的概念 …………………………… 270
二、下合穴的内容 …………………………… 270
第6节　俞穴 …………………………………… 271
一、俞穴的概念 ……………………………… 271
二、俞穴的内容 ……………………………… 271
第7节　募穴 …………………………………… 272
一、募穴的概念 ……………………………… 272
二、募穴的内容 ……………………………… 272
第8节　八会穴 ………………………………… 274
一、八会穴的概念 …………………………… 274
二、八会穴的内容 …………………………… 274
第9节　八脉交会穴 …………………………… 275
一、八脉交会穴的概念 ……………………… 275
二、八脉交会穴的内容 ……………………… 275
第10节　交会穴 ………………………………… 276
一、交会穴的概念 …………………………… 276
二、交会穴的内容 …………………………… 276

· 3 ·

第4章 十四经脉腧穴主治速记 ······ 277
  一、十四经脉腧穴主治异同表 ······ 277
  二、十四经脉腧穴主治分部示意图 ······ 278
第5章 耳穴速记 ······ 288
  第1节 耳郭解剖 ······ 288
    一、耳郭表面解剖 ······ 288
    二、耳穴分布规律 ······ 291
  第2节 耳穴的定位及主治 ······ 292
第6章 头针速记 ······ 313
第7章 足穴速记 ······ 320
【附录】穴名检索 ······ 330

第1章 经络速记

第1节 经络的概念及组成

一、经络的概念

经络是经脉和络脉的总称,是指人体运行气血、联络脏腑、沟通内外、贯串上下的路径。"经"有路径的含义,为直行的主干;"络"有网络的含义,为经脉所分出的小支。经络纵横交错,遍布于全身。

【记忆重点】

经络的概念包括两层意思:①经络是经脉和络脉的总称;②经络是运行气血的通道、联系全身的网络。

二、经络系统的组成

经络系统由经脉和络脉组成。经脉包括十二经脉、奇经八脉以及附属于十二经脉的十二经别、十二经筋、十二皮部;络脉包括十五络脉、浮络和孙络。经络系统内属脏腑,外连体表。经络系统的组成见图1-1。

【记忆重点】

把经络系统的组成归纳为下面的歌诀:

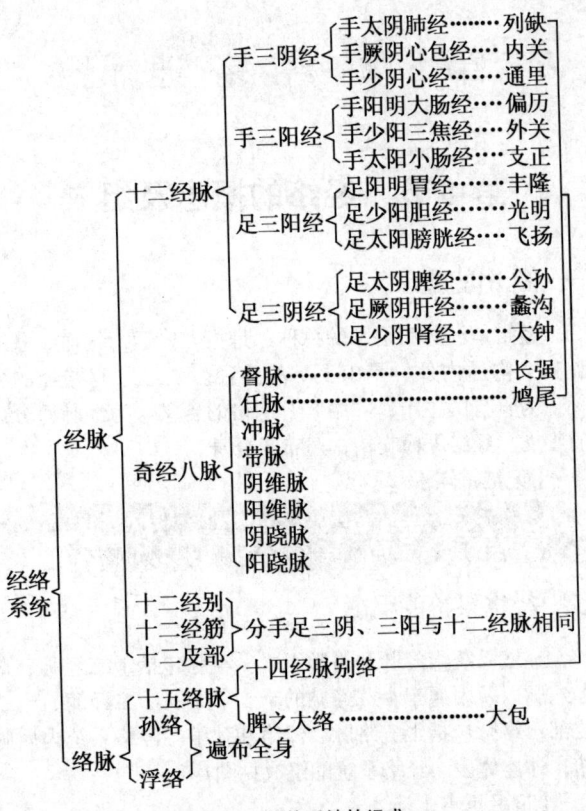

图1-1 经络系统的组成

"四十二,一十五,奇经八脉浮孙数。"

其中,四十二指的是4个以"十二"命名的系统,分别是十二经脉、十二经别、十二筋经、十二皮部;"一十五"指的是一个以"十五"命名的系统,十五络脉。把歌诀一分两边,左边是经脉系统,右边则是络脉系统,如下所示:

| 四十二,
奇经八脉
←经脉→ | 一十五,
浮孙数。
←络脉→ |

第 2 节 经 脉 系 统

一、十二经脉

（一）十二经脉总论

1. 十二经脉的命名

十二经脉的名称包括3个部分:手足、阴阳、脏腑。

手足指的是经脉的循行分布,"手——经"绝对不会在足上分布,"足——经"也绝对不会在手上分布。

十二经脉根据阴阳分为阴经、阳经。阴经之中又分为太阴、少阴和厥（jué）阴；阳经之中又分为阳明、太阳和少阳。三阴三阳是从阴阳气的盛衰来分：阴气最盛为太阴,其次为少阴,再次为厥阴；阳气最盛为阳明,其次为太阳，再次为少阳。

脏腑包括"六脏"和"六腑"。"六脏"是心、肝、脾、肺、肾、心包；"六腑"是小肠、大肠、胆、胃、膀胱、三焦。

上述3个部分组合而成十二经脉的具体名称：手太阴肺经、手少阴心经、手厥阴心包经、手阳明大肠经、手太阳小肠经、手少阳三焦经、足太阴脾经、足少阴肾经、足厥阴肝经、足阳明胃经、足太阳膀胱经、足少阳胆经。

2. 十二经脉的表里属络关系

十二经脉组成6对表里经组合：手、足太阴分别配手、足阳明；手、足厥阴分别配手、足少阳；手、足少阴分别配手、足太阳。阳经为表经，阴经为里经。

属络关系是指十二经脉与十二脏腑有固定的联系，包括属和络的联系。其规律为本经属于本脏（腑），络于相表里的腑（脏）。

3. 十二经脉的走行

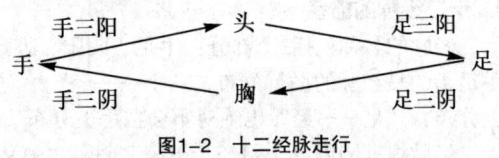

图1-2 十二经脉走行

手足三阴三阳经的走行，如图1-2所示：

【记忆重点】

十二经脉的循行走向归纳为以下歌诀：

手三阴经从胸走手，手三阳经从手走头，
足三阳经从头走足，足三阴经从足走胸。

4. 十二经脉的交接

十二经脉的交接规律：相表里的阴经与阳经在四肢末端交接，同名的阳经与阳经在头面部交接，阴经与阴经在胸部交接。

【记忆重点】

十二经脉的交接归纳为以下歌诀：

阳经与阳经交会于头面，阴经与阴经交会于胸腹，阴经与阳经交会于手足。

5. 十二经脉的体表分布

十二经脉在体表左右对称地分布于头面、躯干和四肢，纵贯全身。其大致分布规律为：

阳经在外侧，阳明在前，少阳在中，太阳在后；

阴经在内侧，太阴在前，厥阴在中，少阴在后。

具体分布如图1-3。

上肢和下肢：阳经在外侧，阳明在前，少阳在中，太阳在后；阴经在内侧，太阴在前，厥阴在中，少阴在后。但足厥阴肝经在足大趾至内踝上8寸一段走于足太阴脾经之前，至内踝上8寸才走到中间。

头部：阳明走前额，少阳走颞侧，太阳走后枕。六阳经均上头，故称头为诸阳之会。

躯干：阴经走胸腹，阳经阳明走胸腹，少阳走胁肋，太阳走背腰。

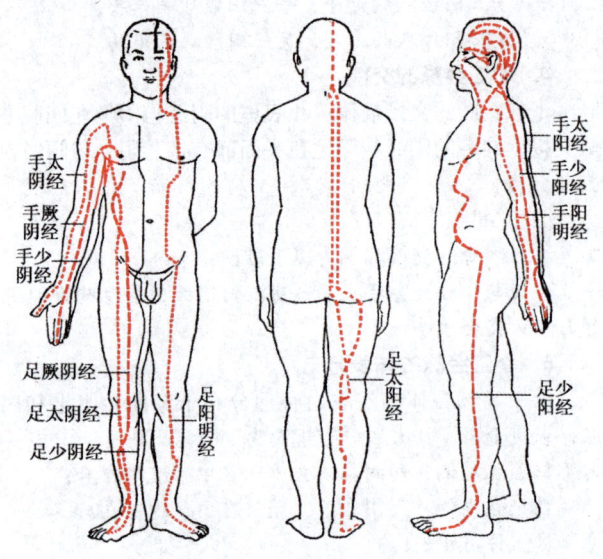

图1-3 十二经脉体表分布

【记忆重点】

（1）手三阴经在上肢内侧的分布规律：肺经在前线、心包经在中线、心经在后线。联想胸腔中肺的体积最大、心包体积次之、心的体积最小。肺、心包、心由大到小的顺序，就是肺经、心包经、心经在上肢内侧由前到后的排列顺序。

（2）手三阳经在上肢外侧的分布规律：按照表里经关

系，推导出与肺经、心包经、心经相表里的大肠经、三焦经、小肠经同样按照前、中、后的顺序在上肢外侧分布。

（3）足三阴经在下肢内侧的分布规律：脾经在前线、肝经在中线、肾经在后线。脾脏位居中焦，肝、肾同居下焦，但是肝的位置比肾高些。所以，按照脾、肝、肾3脏由高到低的顺序排列就是脾经、肝经、肾经在下肢内侧由前到后的排列顺序。

（4）足三阳经在下肢的分布规律：按照表里经关系，推导出与脾经、肝经、肾经相表里的胃经、胆经、膀胱经同样按照前、中、后的顺序在下肢前面、外侧和后面分布。

6. 十二经脉的流注

十二经脉的流注顺序：十二经脉的流注始于手太阴，经过手阳明、足阳明、足太阴、手少阴、手太阳、足太

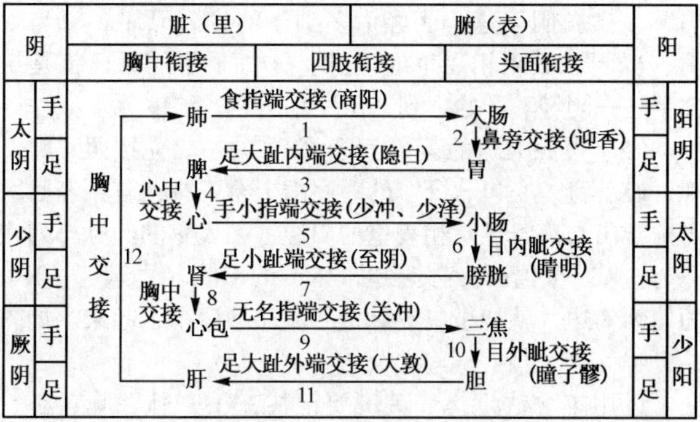

阴		脏（里）			腑（表）		阳
		胸中衔接	四肢衔接	头面衔接			
太阴	手	肺	食指端交接（商阳）	→ 大肠		手	阳明
	足	胸中交接 12	足大趾内端交接（隐白） 1	鼻旁交接（迎香） 2	胃	足	
少阴	手	心 心中交接 4	手小指端交接（少冲、少泽） 3	→ 小肠		手	太阳
	足	肾 胸中交接 8	足小趾端交接（至阴） 5	目内眦交接（睛明） 6	膀胱	足	
厥阴	手	心包	无名指端交接（关冲） 7	→ 三焦		手	少阳
	足	肝	足大趾外端交接（大敦） 9	目外眦交接（瞳子髎） 10	胆	足	
			11				

图1-4 十二经脉流注顺序之1

7

阳、足少阴、手厥阴、手少阳、足少阳,终于足厥阴,再周而复始,如环无端,营周不息(如图1-4)。

【记忆重点】

(1)把十二经脉流注拆开成为3个小的循环:太阴循环、少阴循环、厥阴循环。太阴循环起于手太阴肺经、终于足太阴脾经,手足太阴经与相表里的手足阳明经组成了一个由胸→手→头→足→胸的循环;少阴循环起于手少阴心经、终于足少阴肾经,手足少阴经与相表里的手足太阳经组成了一个由胸→手→头→足→胸的循环;厥阴循环起于手厥阴心包经、终于足厥阴肝经,手足厥阴经与相表里的手足少阳经组成了一个由胸→手→头→足→胸的循环;3个小的循环组成一个大的十二经脉的循环。

运用本方法记忆,关键要记住:①"太阴"、"少阴"、"厥阴"这个阴经由多到少的排列顺序;②与太阴、少阴、厥阴相表里的经脉;③每个小的循环都是从"手——阴经"开始、到"足——阴经"结束。

(2)按照大写的英文字母"E"勾边。先按照"肺、脾、心、肾、心包、肝"的顺序由上至下排列各条经脉,再推导出与每条经脉相表里的阳经,相表里的经脉排列在一行。如下图组成英文字母"E"的形状,再顺着"E"的轮廓勾边,就把十二经脉按照流注顺序串了起来。如图1-5所示。

运用本方法记忆,关键要记住:①"肺、脾、心、肾、心包、肝"的顺序;②与之相表里的阳经名称;③顺

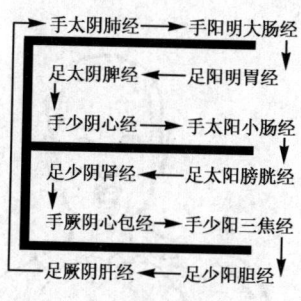

图1-5 十二经脉流注顺序之2

着"E"的最外边轮廓勾画。

(3) 按照以下歌诀记忆：

肺交大肠胃交脾，心与小肠膀肾宜，

心包三焦胆传肝，气血周流不停息。

(二) 十二经脉各论

1. 手太阴肺经

【经脉的循行】起于中焦，向下联络大肠，回绕过来沿着胃的上口，通过横膈，属于肺脏，从"肺系"（肺与喉咙相联系的部位）横行出来（中府），向下沿上臂内侧，行于手少阴经和手厥阴经的前面，下行到肘窝中，沿前臂内侧前缘，进入寸口，经过鱼际，沿着鱼际的边缘，出拇指内侧端（少商）。

［手腕后方的支脉］从列缺处分出，一直走向食指内侧端（商阳），与手阳明大肠经相接（如图1-6）。

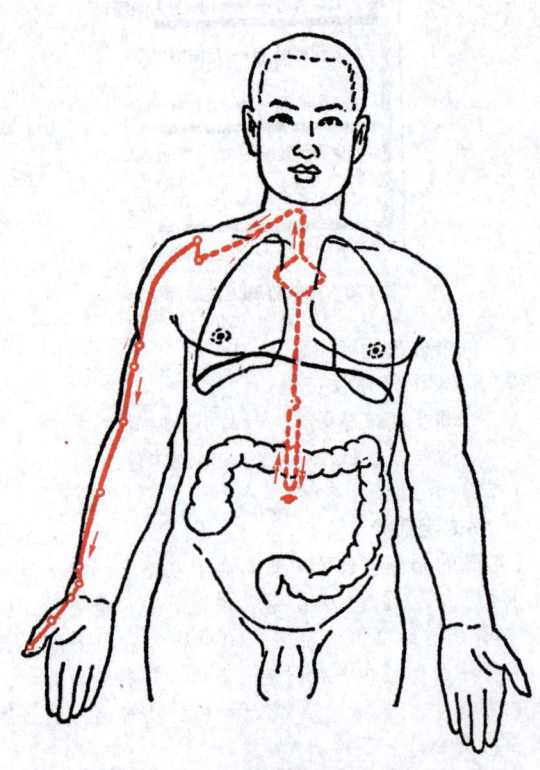

图1-6 手太阴肺经经脉循行示意图

【经脉与脏腑器官联络】肺经属肺,络大肠,环循胃口,联络喉咙。

【经脉主治】主治咳嗽、气喘、少气不足以息、咳血、伤风、胸部胀满、咽喉肿痛、缺盆部和手臂内侧前缘痛、肩背部寒冷、疼痛等头面、喉、胸、肺病和经脉循行部位的病证。

【记忆重点】手太阴肺经起于胸中,止于手指,循行于上肢内侧前线,联系了肺、大肠、胃、喉咙。

2. 手阳明大肠经

【经脉的循行】起于食指末端(商阳),沿食指内(桡)侧向上,通过第1、第2掌骨之间(合谷),向上进入两筋(拇长伸肌腱和拇短伸肌腱)之间的凹陷处,沿前臂前方,至肘部外侧,再沿上臂外侧前缘,上走肩端(肩髃),沿肩峰前缘,向上出于颈椎"手足三阳经聚会处"(大椎,属督脉),再向下进入缺盆(锁骨上窝部),联络肺脏,通过横膈,属于大肠。

[缺盆部支脉]上走颈部,通过面颊,进入下齿龈,回绕至上唇,交叉于人中,左脉向右,右脉向左,分布在鼻孔两侧(迎香),与足阳明胃经相接(如图1-7)。

【经脉与脏腑器官联络】大肠经属大肠,络肺;入下齿中,挟口、鼻。

【经脉主治】主治腹痛、肠鸣、泄泻、便秘、痢疾、咽喉肿痛、齿病、鼻流清涕或出血,以及本经循行部位疼痛、热肿或寒冷等症的病。

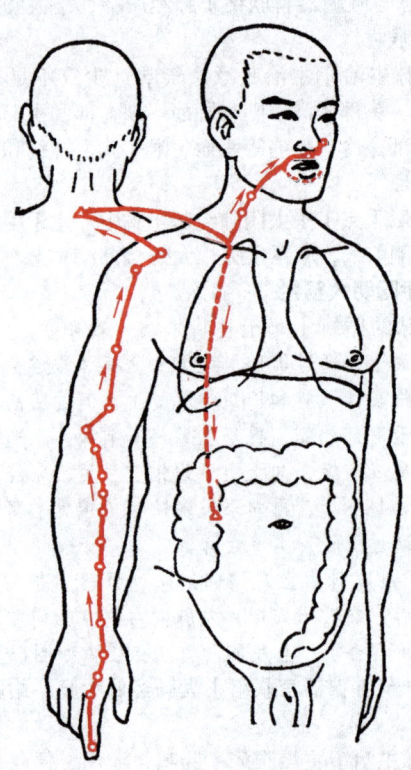

图1-7 手阳明大肠经经脉循行示意图

【记忆重点】手阳明大肠经起于手指、止于头面，循行于上肢外侧前线，联系了大肠、肺、齿、口、鼻。

3. 足阳明胃经

【经脉的循行】起于鼻翼两侧（迎香），上行到鼻根部，与旁侧足太阳经交会，向下沿鼻的外侧（承泣），进入上齿龈内，回出环绕口唇，向下交会于颏（kē）唇沟承浆（任脉）处，再向后沿着口腮后下方，出于下颌（hé）大迎处，沿着下颌角颊车，上行耳前，经过上关（足少阳经），沿着发际，到达前额（神庭）。

［面部支脉］从大迎前下走人迎，沿着喉咙，进入缺盆部，向下通过横膈，属于胃，联络脾脏。

［缺盆部直行的脉］经乳头，向下挟脐旁，进入少腹两侧的气冲穴。

［胃下口部支脉］沿着腹里向下到气冲会合，再由此下行至髀关，直抵伏兔部，下至膝盖，沿着胫骨外侧前缘，下经足跗，进入第2足趾外侧端（厉兑）。

［胫部支脉］从膝下三寸（足三里）处分出，进入足中趾外侧端。

［足跗部支脉］从跗上（冲阳）分出，进入足大趾内侧端（隐白），与足太阴脾经相接（如图1-8）。

【经脉与脏腑器官联络】胃经属胃，络脾；起于鼻，入上齿，环口挟唇，循喉咙。

【经脉主治】主治肠鸣腹胀、水肿、胃痛、呕吐或消

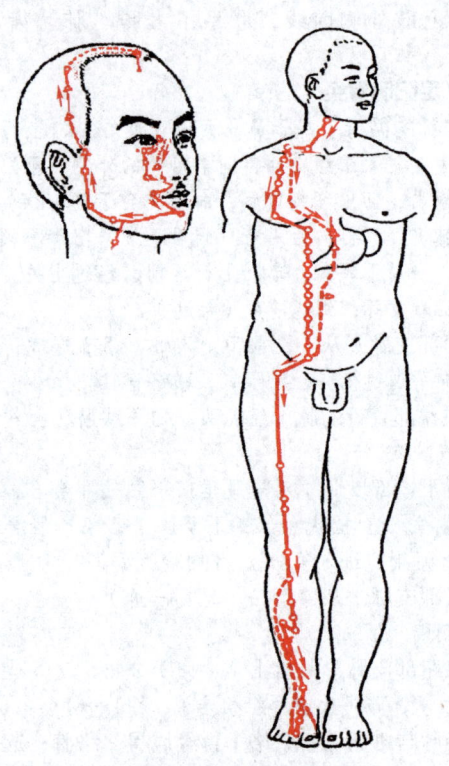

图1-8 足阳明胃经经脉循行示意图

谷善饥、口渴、咽喉肿痛、鼻衄（nǜ）、胸及膝髌等本经循行部位疼痛、热病、发狂等胃肠病和头面、目、鼻、口齿病和神志病，以及经脉循行部位的病证。

【记忆重点】足阳明胃经起于头面、止于足趾，循行于头面部、躯干的前面、下肢的前面，联系了胃、脾、鼻、齿、口唇、喉咙。

4. 足太阴脾经

【经脉的循行】起于足大趾末端（隐白），沿着大趾内侧赤白肉际，经过大趾本节后的第一跖（zhí）趾关节后面，上行至内踝前面，再上小腿，沿着胫骨后面，交出足厥阴经的前面，经膝股部内侧前缘，进入腹部，属于脾脏，联络胃，通过横膈上行，挟咽部两旁，连系舌根，分散于舌下。

[胃部支脉]向上通过横膈，流注于心中，与手少阴心经相接（如图1-9）。

【经脉与脏腑器官联络】脾经属脾，络胃，流注心中；挟咽，连舌本，散舌下。

【经脉主治】主治胃脘痛、食则呕、嗳气、腹胀便溏、黄疸、身重无力、舌根强痛、下肢内侧肿胀、厥冷等脾胃病、妇科病、前阴病和经脉循行部位的病证。

【记忆重点】足太阴脾经起于足趾、止于胸腹，循行于下肢内侧前线、躯干的前面，联系了脾、胃、心、咽、舌。

5. 手少阴心经

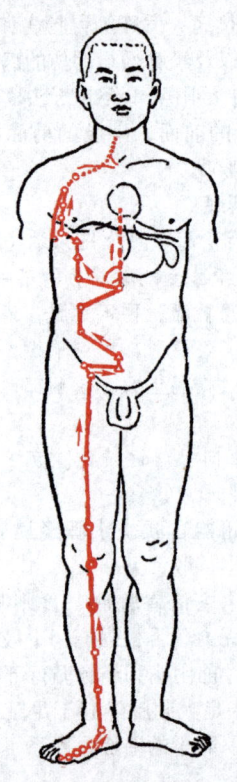

图1-9 足太阴脾经经脉循行示意图

【经脉的循行】起于心中,出属"心系"(心与其他脏器相联系的部位),通过横膈,联络小肠。

["心系"向上的支脉]挟着咽喉上行,连系于"目系"(眼球连系于脑的部位)。

["心系"直行的脉]上行于肺部,再向下出于腋窝部(极泉),沿着上臂内侧后缘,行于手太阴经和手厥阴经后面,到达肘窝,沿前臂内侧后缘,到掌后豌豆骨部进入掌内,沿小指内侧至末端(少冲),与手太阳小肠经相接(如图1-10)。

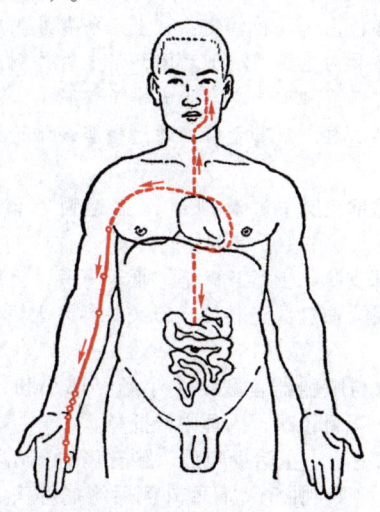

图1-10 手少阴心经经脉循行示意图

【经脉与脏腑器官联络】心经属心,络小肠,上肺;挟咽,系目。

【经脉主治】主治心痛、咽干、口渴、目黄、胁痛、上臂内侧痛、手心发热等心、胸、神志病和经脉循行部位的病证。

【记忆重点】手少阴心经起于胸、止于手指,循行于上肢内侧的后线,联系了心、小肠、肺、咽、目。

6. 手太阳小肠经

【经脉的循行】起于手小指外侧端(少泽),沿手背外侧至腕部,出于尺骨茎突,直上沿前臂外侧后缘,经尺骨鹰嘴和肱骨内上髁(kē)之间,沿上臂外侧后缘,出于肩关节,绕行肩胛部,交会于大椎(督脉),向下进入缺盆部,联络心脏,沿着食管,通过横膈,到达胃部,属于小肠。

[缺盆部支脉]沿着颈部,上达面颊,至目外眦(zì),转入耳中(听宫)。

[颊部支脉]上行目眶下,抵于鼻旁,至目内眦(睛明),与足太阳膀胱经相接,而又斜行络于颧骨部(如图1-11)。

【经脉与脏腑器官联络】小肠经属小肠,络心,抵胃;循咽,至目锐眦,入耳中,抵鼻。

【经脉主治】主治少腹痛、腰脊痛引睾丸、耳聋、目黄、颊肿、咽喉肿痛、肩臂外侧后缘痛等头、项、耳、目、咽喉病和热病、神志病,以及经脉循行部位的病证。

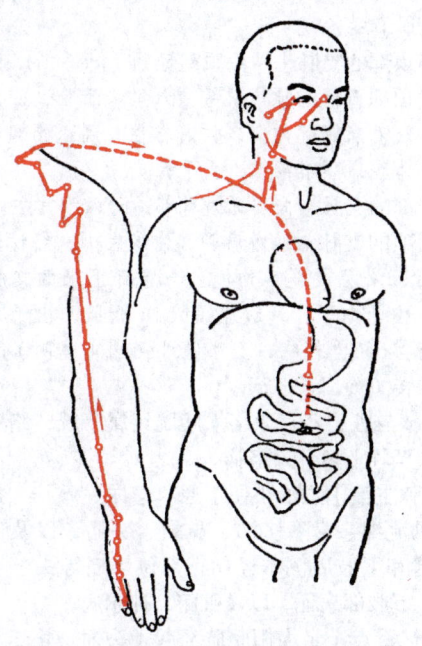

图1-11 手太阳小肠经经脉循行示意图

【记忆重点】手太阳小肠经起于手指、止于头面,循行于上肢外侧的后面,联系了小肠、心、胃、咽、目、耳、鼻。

7. 足太阳膀胱经

【经脉的循行】起于目内眦(睛明),上额,交于巅顶（百会）。

[巅顶部的支脉] 从头顶到颞颥（niè rú）部。

[巅顶部直行的脉] 从头顶入里络于脑，回出分开下行项后，沿着肩胛部内侧，挟着脊柱，到达腰部，从脊旁肌肉进入体腔，联络肾脏，属于膀胱。

[腰部的支脉] 向下通过臀部，进入腘窝中。

[后项的支脉] 通过肩胛骨内缘直下，经过臀部（环跳）下行，沿着大腿后外侧，与腰部下来的支脉会合于腘窝中，由此向下，通过腓（féi）肠肌，出于外踝的后面，沿着第5跖骨粗隆，至小趾外侧端（至阴），与足少阴肾经相接（如图1-12）。

【经脉与脏腑器官联络】膀胱经属膀胱，络肾；起于目内眦，至耳上角，入络脑。

【经脉主治】主治小便不通、遗尿、癫狂、疟疾、目痛、迎风流泪、鼻塞多涕、鼻衄、头痛，以及项、背、股、臀部和下肢后侧本经循行部位疼痛等头、项、目、背、腰、下肢部病证，以及脏腑、神志病。

【记忆重点】足太阳膀胱经起于头面、止于足趾，循行于头部后面、躯干的后面、下肢的后面，联系了膀胱、肾、目、耳、脑。

8. 足少阴肾经

【经脉的循行】起于足小趾之下，斜向足心（涌泉），出于舟骨粗隆下，沿内踝后，进入足跟，再向上行于腿肚内侧，出腘窝内侧，向上行股内后缘，通向脊柱

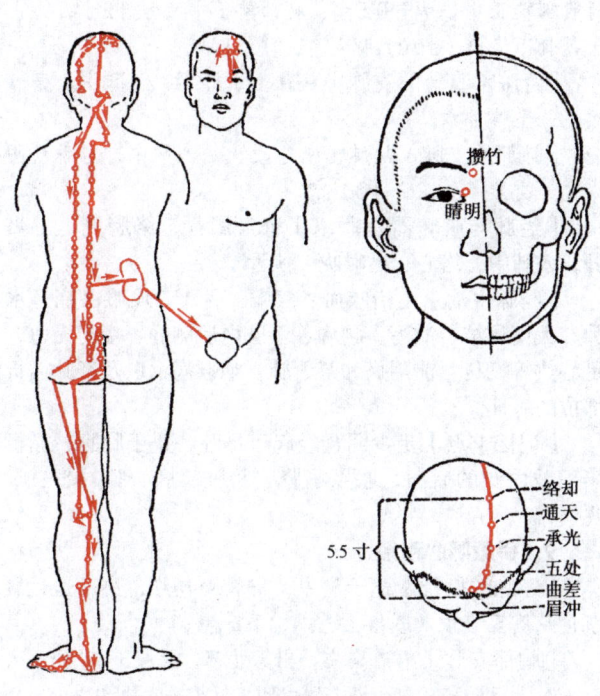

图1-12 足太阳膀胱经经脉循行示意图

(长强),属于肾[腧(shù)穴通路;还出于前,向上行腹部前正中线旁开0.5寸,胸部前正中线旁开2寸,终止于锁骨下缘俞(shù)府穴],联络膀胱。

[肾脏部直行的支脉]从肾上贯肝膈,入肺中,循着喉咙,上挟舌本。

[肺部的支脉]从肺出来络心,注入胸中,与手厥阴心包经交接(如图1-13)。

【经脉与脏腑器官联络】肾经属肾,络膀胱,上贯肝,入肺中,络心;循喉咙,挟舌本。

【经脉主治】主治咳血、气喘、舌干、咽喉肿痛、水肿、大便秘结、泄泻、腰痛、下肢内后侧痛、痿弱无力、足心热等妇科、前阴病和肾、肺、咽喉病,以及经脉循行部位的病证。

【记忆重点】足少阴肾经起于足趾、止于胸腹,循行于下肢内侧的后面,联系了肾、膀胱、肝、肺、心、喉咙、舌。

9. 手厥阴心包经

【经脉的循行】起于胸中,出属心包络,向下通过膈肌,从胸至腹依次联络上、中、下三焦。

[胸部支脉]沿着胸中,出于胁部,至腋下3寸处(天池),上行抵腋窝中,沿上臂内侧,行于手太阴和手少阴之间,进入肘窝中,向下行于前臂的两筋(桡侧腕屈肌腱与掌长肌腱)之间,进入掌中,沿着中指到指端(中冲)。

[掌中支脉]从劳宫分出,沿无名指到指端关冲,与

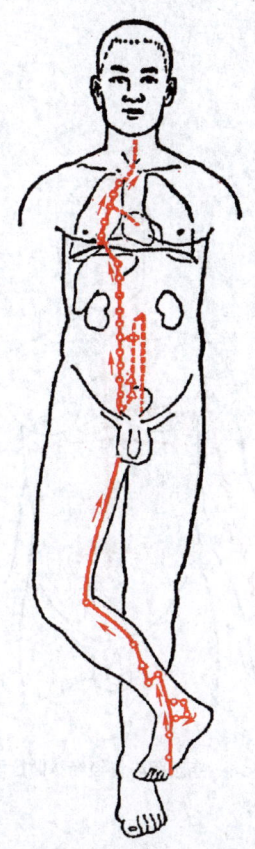

图1-13 足少阴肾经经脉循行示意图

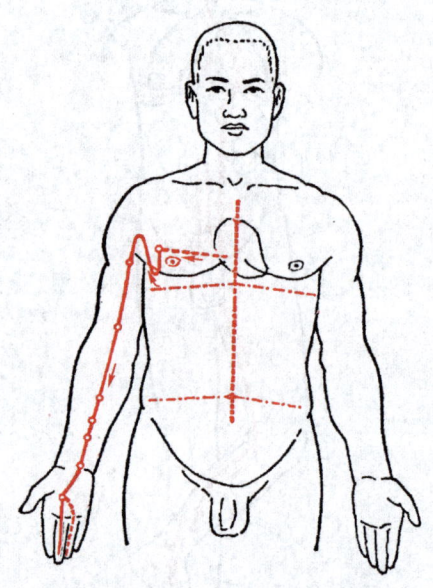

图1-14 手厥阴心包经经脉循行示意图

手少阳三焦经相接（如图1-14）。

【经脉与脏腑器官联络】心包经属心包，络三焦。

【经脉主治】主治心痛、胸闷、心悸、心烦、癫狂、腋肿、肘臂挛急、掌心发热等心、胸、胃、神志病，以及经脉循行部位的病证。

【记忆重点】手厥阴心包经起于胸中、止于手指，循行于上肢内侧的中线，联系了心包、三焦。

10. 手少阳三焦经

【经脉的循行】起于无名指末端（关冲），上行于小指与无名指之间，沿着手背，出于前臂外侧尺骨和桡骨之间，向上通过肘尖，沿上臂外侧，上达肩部，交出足少阳经的后面，向上进入缺盆，分布于胸中，散络于心包，向下通过膈肌，从胸至腹属上、中、下三焦。

[胸中支脉]从胸向上，出于缺盆部，上走颈旁，连系耳后，沿耳后直上，出于耳部上行额角，再屈而下行至面颊部，到达眼下部。

[耳部支脉]从耳后进入耳中，出走耳前，与前脉交叉于面颊部，到达目外眦（丝竹空之下），与足少阳胆经相接（如图1-15）。

【经脉与脏腑器官联络】三焦经属三焦，络心包；系耳后，出耳上角，入耳中，至目锐眦。

【经脉主治】主治腹胀、水肿、遗尿、小便不利、耳聋、耳鸣、咽喉肿痛、目赤肿痛、颊肿和耳后、肩臂、肘部外侧疼痛等侧头、耳、胸胁、咽喉病和热病，以及经脉

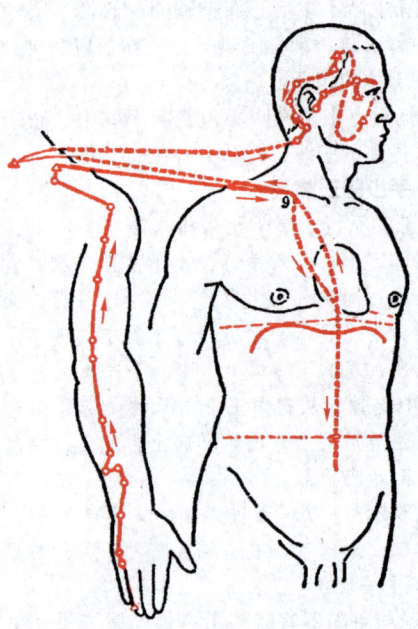

图1-15 手少阳三焦经经脉循行示意图

循行部位的病证。

【记忆重点】手少阳三焦经起于手指、止于头面,循行于上肢外侧的中线,联系了三焦、心包、耳、目。

11. 足少阳胆经

【经脉的循行】起于目外眦(瞳子髎),上行到额角,下耳后,沿颈旁,行手少阳三焦经之前,至肩上退后,交出手少阳三焦经之后,向下进入缺盆。

[耳后支脉] 从耳后进入耳中,出走耳前,至目外眦后方。

[外眦部支脉] 从目外眦处分出,下走大迎,会合手少阳三焦经到达目眶下,下行经颊车,于颈部向下会合前脉于缺盆,然后向下进入胸中,通过膈肌,络于肝,属于胆,沿着胁肋内,出于少腹两侧腹股沟动脉部,绕阴部毛际,横行进入髋关节部。

[缺盆部直行脉] 从缺盆下行腋下,沿胸侧,经过季胁,下行会合前脉于髋关节部,再向下沿着大腿外侧,出膝外侧,下行经腓骨前面,直下到达腓骨下段,下出外踝之前,沿足背部,进入第四趾外侧端足窍阴。

[足背部支脉] 从足背分出,沿第1、第2跖骨间,出于大趾端,穿过趾甲,回过来到趾甲后的毫毛部(大敦),与足厥阴肝经相接(如图1-16)。

【经脉与脏腑器官联络】胆经属胆,络肝;起于目锐眦,下耳后,入耳中,出耳前。

【经脉主治】主治口苦、目疾、疟疾、头痛、颔痛、

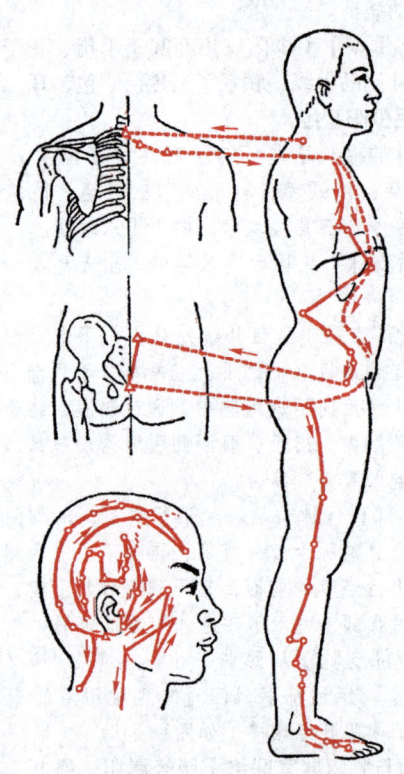

图1-16 足少阳胆经经脉循行示意图

目外眦痛、缺盆部肿痛、腋下肿、胸胁股及下肢外侧痛、足外侧痛、足外侧发热等侧头、目、耳、咽喉病和神志病、热病,以及经脉循行部位的其他病证。

【记忆重点】足少阳胆经起于头面、止于足趾,循行于头侧部、躯干的侧面、下肢的侧面,联系了胆、肝、目、耳。

12. 足厥阴肝经

【经脉的循行】起于足大趾背毫毛部(大敦),沿着足背内侧上行,经过内踝前1寸处,向上行小腿内侧,在内踝上8寸处交出足太阴脾经之后,上行腘内侧,沿着大腿内侧,进入阴毛中,环绕阴部,上达小腹,挟胃旁,属于肝,络于胆,向上通过横膈,分布于胁肋,沿着喉咙的后面,向上进入鼻咽部,连接于"目系"(眼球连系于脑的部位),向上出于前额,与督脉会合于巅顶。

[目系支脉]从"目系"下行颊里,环绕唇内。

[肝部支脉]从肝分出,通过横膈,向上流注于肺,与手太阴肺经相接(如图1-17)。

【经脉与脏腑器官联络】肝经属肝,络胆;过阴器,连目系,环唇内。

【经脉主治】主治腰痛、胸满、呃逆、遗尿、小便不利、疝气、少腹肿等肝病、妇科病、前阴病和经脉循行部位的其他病证。

【记忆重点】足厥阴肝经起于足大趾,止于肺,主要循环于下肢内侧前缘,踝上8寸以上的部位,主要在下肢

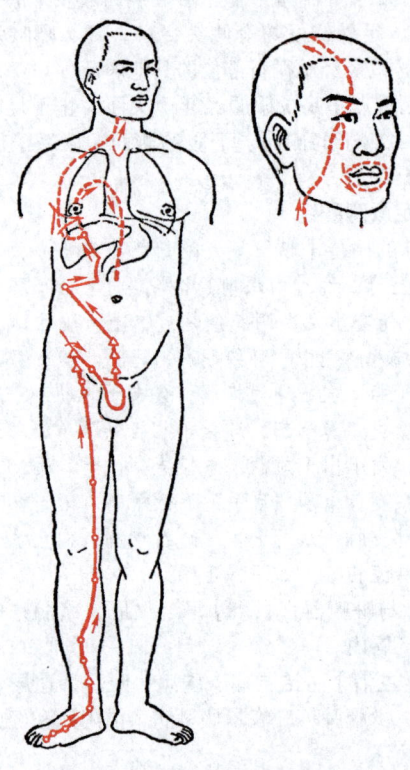

图1-17 足厥阴肝经经脉循行示意图

内侧中间。联系了肝、胆、阴器、目、唇。

二、十二经别

十二经别是十二经脉离、入、出、合的别行部分,是十二经脉深入胸腹、联系头部的重要支脉。

十二经别多从四肢肘膝关节以上的正经别出(离),经过躯干深入体腔与相关的脏腑联系(入),再浅出体表上行头项部(出),在头项部阳经经别合于本经经脉,阴经的经别合于与其表里的阳经经脉(合),由此将十二经别汇合成6组,称为"六合"。

三、十二筋经

十二筋经是十二经脉之气结聚于筋肉关节的体系,是十二经脉的外周连属部分。

十二筋经均起于四肢末端,上行于头面胸腹部。

四、十二皮部

十二皮部是十二经脉功能活动反映于体表皮肤的部位,也是络脉之气散布的部位。

以十二经脉体表的分布范围为依据,将皮肤划分为12个区域,也就是十二经脉在皮肤上的分属部分。

五、奇经八脉

(一)奇经八脉总论

1. 奇经八脉的组成

奇经八脉,是十二经脉以外的8条经脉,包括督脉、任脉、带脉、冲脉、阴跷(qiāo)脉、阳跷脉、阴维脉、阳维脉。

各经的命名则主要依据其功能分布而定,如督脉总领一身阳气,为阳脉之督纲,故以"督"名之;任脉总任诸阴,对全身阴经脉气有总揽、总任的作用,故以"任"名之;冲脉容纳、调节十二经脉和五脏六腑的气血,是总领诸经气血之要冲,故以"冲"名之;带脉回绕横围于腰腹,有如束带,约束全身直行的阴阳诸经,因而称之为"带脉";跷脉交通一身阴阳之气,调节肢体运动,故以"跷"名之;阴维、阳维维系、联络全身的阴阳经脉以归于任、督脉,故以"维"名之。

【记忆重点】奇经八脉的组成可以记忆为:"冲任督带,阴阳维跷"。

2. 奇经八脉与十二经脉的区别

"奇",是奇特、奇异之意,指这八条经脉既不直接隶属于十二脏腑,又无表里相配关系,其分布和作用有异于十二正经,穴位分布也与十二经脉不同。

【记忆重点】见表1-1。

表1-1 奇经八脉与十二经脉的区别

区别点	正 经	奇 经
与脏腑的关系	与脏腑有直接的联系	与脏腑没有直接的联系

续表

区别点	正　经	奇　经
表里关系	有	无
穴位分布	每条经脉都有所属穴位分布	只有任、督二脉有穴位分布

3. 奇经八脉的功能

奇经八脉纵横交错地循行分布于十二经脉之间，主要作用体现在两个方面：①沟通十二经脉之间的联系，将部位相近、功能类似的经脉联系起来，起到统摄有关经脉气血、协调阴阳的作用；②对十二经脉气血有着蓄积和渗灌的作用，奇经八脉犹如湖泊水库，而十二经脉则犹如江河之水。

【记忆重点】奇经八脉的功能："统摄"、"溢蓄调节"。

（二）奇经八脉各论

1. 任脉

【经脉的循行】起于小腹内，下出于会阴，向上行于阴毛部，沿着腹内，向上经过关元等穴，到达咽喉部，再上行环绕口唇，经过面部，进入目眶下（承泣）（如图1-18）。

【经脉主治】主治疝气、带下、腹中结块等腹、胸、颈、头面的局部病证和相应的内脏器官疾病，少数腧穴有强壮作用或可治疗神志病。

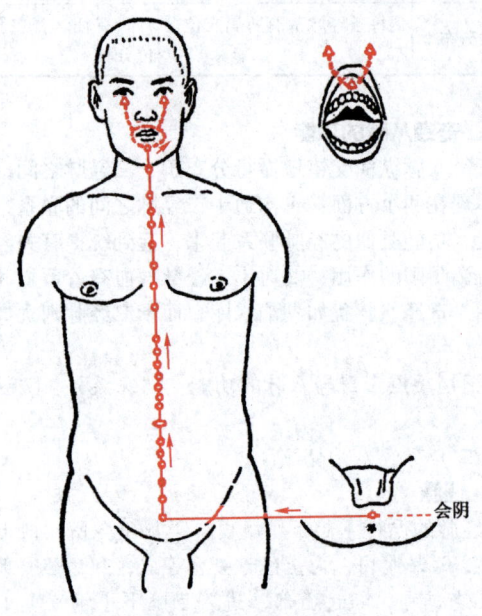

图1-18 任脉循行示意图

【记忆重点】任脉主要分布在前正中线上,任脉为阴脉之海。

2. 督脉

【经脉的循行】起于小腹内,下出于会阴,向后行于脊柱的内部,上达项后风府,进入脑部,上行巅顶,沿前额下行鼻柱(如图1-19)。

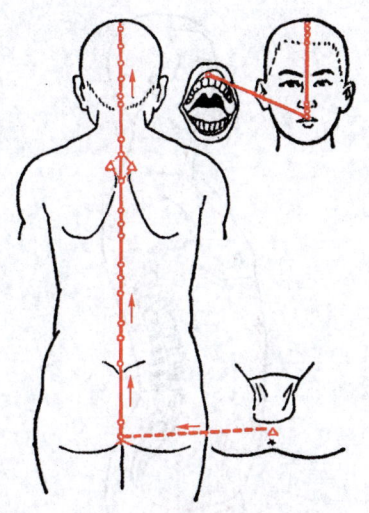

图1-19 督脉循行示意图

【经脉主治】主治脊柱强痛、角弓反张等神志病、热病和腰骶（dǐ）、背、头项局部病证，以及相应的内脏疾病。

【记忆重点】督脉主要分布在后正中线上，督脉为阳脉之海。

3. 冲脉

【经脉的循行】起于小腹内，下出于会阴部，向上循行于脊柱之内，其外行者经气冲与足少阴经交会，沿着腹

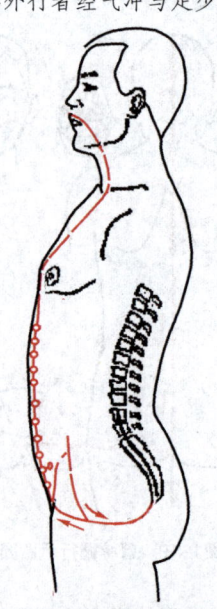

图1-20 冲脉循行示意图

部两侧,上达咽喉,环绕口唇(如图1-20)。

【经脉主治】腹部气逆而拘急。

【记忆重点】与足少阴肾经并行,冲脉为十二经之海、冲为血海。

4. 带脉

【经脉的循行】起于季肋部的下面,斜向下行到带脉、五枢、维道,横行绕身一周(如图1-21)。

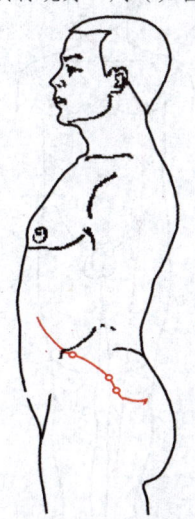

图1-21 带脉循行示意图

【经脉主治】腹满,腰部觉冷如坐水中。

【记忆重点】环腰一周,约束诸脉。

5. 阴维脉

【经脉的循行】起于小腿内侧,沿大腿内侧上行到腹部,与足太阴经相合,过胸部,与任脉会于颈部(如图1-22)。

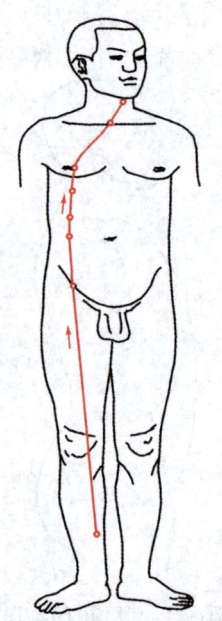

图1-22 阴维脉循行示意图

【经脉主治】心痛、忧郁。

【记忆重点】与足太阴脾经、足厥阴肝经并行,阴维脉调节六阴经经气。

6. 阳维脉

【经脉的循行】起于足跟外侧,向上经过外踝,沿足少阳经上行至髋(kuān)关节部,经胁肋后侧,从腋后

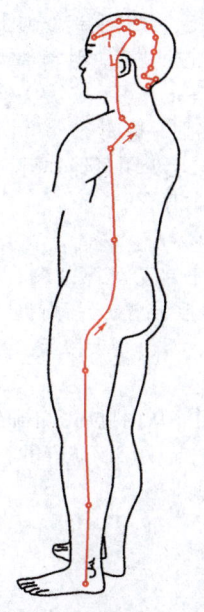

图1-23 阳维脉循行示意图

上肩，至前额，再到颈后，合于督脉（如图1-23）。

【经脉主治】恶寒发热、腰痛。

【记忆重点】与足少阳胆经并行，阳维脉调节六阳经经气。

7. 阴跷脉

【经脉的循行】起于足舟骨的后方，上行内踝的上面，直上沿大腿内侧，经过阴部，向上沿胸部内侧，进入锁骨上窝，上经人迎的前面，过颧部，到目内眦，与足太阳经和阳跷脉相会合（如图1-24）。

【经脉主治】多眠，癃闭。

【记忆重点】与足少阴肾经并行，阴跷脉调节肢体运动，司眼睑（jiǎn）开合。

8. 阳跷脉

【经脉的循行】起于足跟外侧，经外踝上行腓骨后缘，沿股外侧和胁后上肩、过颈部上挟口角，进入目内眦，与阴跷脉会合，再沿足太阳经上额，与足少阳经合于风池（如图1-25）。

【经脉主治】目痛从内眦痛，不眠。

【记忆重点】与足太阳膀胱经并行，阳跷脉调节肢体运动，司眼睑开合。

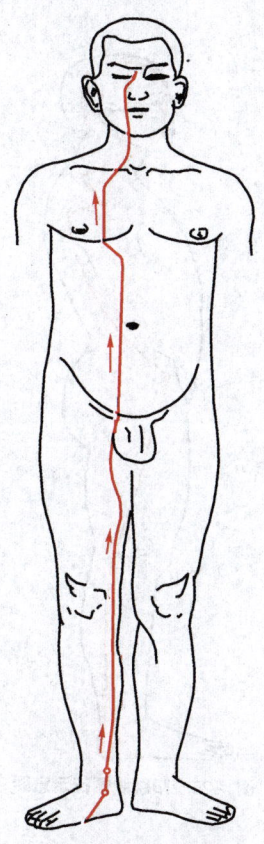

图1-24 阴跷脉循行示意图

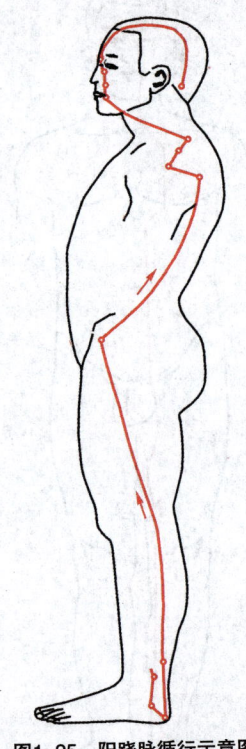

图1-25　阳跷脉循行示意图

第3节 络脉系统

一、十五络脉

1. 十五络脉的含义

十五络脉是十四经脉（十二经脉加上任、督二脉）在四肢部以及躯干前、后、侧三部的重要支脉，十二经脉和任、督脉各有一络脉，加上脾之大络，合称十五络。

十五络以其发出所在腧穴命名，分别为手太阴之络列缺、手阳明之络偏历、手厥阴之络内关、手少阳之络外关、手少阴之络通里、手太阳之络支正、足太阴之络公孙、足阳明之络丰隆、足厥阴之络蠡（lí）沟、足少阳之络光明、足少阴之络大钟、足太阳之络飞扬、任脉之络鸠尾、督脉之络长强、脾之大络大包。

2. 十五络脉的循行分布特点

十二经脉的络脉均从本经四肢肘膝以下的络穴分出，走向与其相表里的经脉，即阴经别络于阳经，阳经别络于阴经。任脉的别络从鸠尾分出以后散布于腹部；督脉的别络从长强分出经背部向上散布于头，左右别走足太阳经；脾之大络从大包分出以后散布于胸胁。此外，还有从十五络脉分出的浮行于浅表部位的浮络和细小的孙络，遍及全身，难以计数。

二、孙络、浮络

孙络是细小的络脉,浮络是浮于浅表的络脉。这些细小的、浅表的络脉遍布全身。

【记忆重点】

络脉的主干是十五络脉,由十二经脉各分出一支,加上任、督、脾之大络组成。十二经脉的络脉网络了四肢,任脉络脉网络了胸腹部,督脉络脉网络了背腰部和头部,脾之大络网络了胁肋部。

第2章 穴位速记

第1节 穴位总论

一、穴位的概念

穴位,针灸学中的术语是"腧穴"。腧穴是人体脏腑经络之气输注于体表的特殊部位。"腧"与"输"义通,有转输、输注的含义;"穴"即孔隙的意思。穴位也被称作"节"、"会"、"气穴"、"气府"、"骨空"等。

二、穴位的分类

人体的穴位很多,分为经穴、经外奇穴和阿是穴3大类。

1. 经穴

凡归属于十二经脉与任、督二脉的穴位,称为"十四经穴",简称"经穴"。这些穴位有确定的名称、确定的位置和明确的经脉归属,即定名、定位和定经。经穴共有361个,其中双穴(十二经脉)309个(穴名),单穴(任脉、督脉)52个,是穴位的主要部分。

2. 奇穴

不属于十四经穴的一些穴位，因其有奇效，故称"奇穴"。又因其在十四经以外，故又称为"经外奇穴"。奇穴有确定的穴名，确定的位置但没有经脉归属，即定名、定位、不定经。有些奇穴是由多个刺激点组成无法归经，如十宣、八邪、八风、华佗夹脊、四缝等；有些是十四经穴确定后再陆续发现的经验穴，还没有归经。

3. 阿是穴

不属于十四经穴、经外奇穴的一些压痛点、敏感点或有阳性反应物如结节和皮下条索状物等处，称为阿是穴。阿是有"痛"的意思，因按压痛处，病人会"阿"的一声，故名为"阿是"。这类穴位既无具体名称，也无固定部位，具有不定名、不定位和不定经的特点。

三、穴位的治疗作用

通过针刺、艾灸等方法刺激穴位，可以疏通经络、调节气血、平衡阴阳，从而达到扶正祛邪的目的。在治疗上，穴位的作用主要有以下3个方面。

1. 近治作用

这是一切穴位（包括十四经穴、奇穴、阿是穴）主治作用的共同特点。这些穴位均能治疗该穴所在部位及邻近部位及邻近组织、器官的病证。如眼区的睛明、承泣、四白、球后各穴，均能治眼病；耳区的听宫、听会、翳风、耳门诸穴，均能治疗耳病；胃部的中脘、建里、梁门诸穴，均能治疗胃病等。

2. 远治作用

这是十四经穴位主治作用的基本规律。在十四经穴位中，尤其是十二经脉在四肢肘、膝关节以下的穴位，不仅能治局部病证，而且能治本经循行所涉及的远隔部位的组织、器官、脏腑的病证，有的甚至具有影响全身的作用。如合谷穴，不仅能治上肢病证，而且能治颈部和头面部病证，同时能治外感病的发热；足三里穴不但能治疗下肢病证，而且对调整消化系统的功能，甚至对人体免疫功能、神经系统和内分泌系统等各方面都具有调节作用。

3. 特殊作用

穴位的治疗作用还表现在对机体的双向良性调整作用。如泄泻时，针刺天枢能止泻；便秘时，针刺天枢又能通便。心动过速时，针刺内关能减慢心率；心动过缓时，针刺内关又可使之恢复正常。针刺足三里可使高血压患者降低血压，又可使休克患者血压升高。此外，穴位治疗作用还具有相对的特异性，如大椎退热，至阴矫正胎位等，均是其特殊的治疗作用。

四、穴位的定位方法

针灸临床中，治疗效果与取穴是否准确有着密切的关系。为了定准穴位，必须掌握好定位方法，常用的方法有以下4种。

1. 骨度分寸定位法

骨度分寸定位法以骨节为主要标志，测量人体不同部位的长度，作为量取穴位标准的方法。骨度分寸法有横寸和直寸之分。常用的横寸有：两额角发际之间9寸、两乳头之间8寸、两肩胛骨内缘之间6寸。常用的直寸有：前后发际之间12寸、胸骨上窝至胸剑联合9寸、胸剑联合至脐中8寸、脐中至耻骨联合上缘5寸、腋前皱襞（bì）至肘横纹9寸、肘横纹至腕横纹12寸、股骨大转子至膑骨下缘19寸、臀横纹至腘横纹14寸、髌骨下缘至外踝尖16寸、耻骨联合上缘至股骨内上髁上缘18寸、胫骨内侧髁下方至内踝尖13寸。特定部位的骨度分寸只能作为取该部位穴位所用（如表2-1和图2-1）。

表2-1 常用的骨度折量寸表

部位	起止点	折量寸	度量法	说明
头面部	前发际正中至后发际正中	12	直寸	用于确定头部经穴的纵向距离
	眉间（印堂）至前发际正中	3	直寸	
	第7颈椎棘突下（大椎）至后发际正中	3	直寸	用于确定前或后发际及其头部经穴的纵向距离
	眉间（印堂）至后发际正中第7颈椎棘突下（大椎）	18	直寸	
	前两额发角（头维）之间	9	横寸	用于确定头前部经穴的横向距离
	耳后两乳突（完骨）之间	9	横寸	用于确定头后部经穴的横向距离

续表

部位	起止点	折量寸	度量法	说明
胸腹胁部	胸骨上窝（天突）至胸剑联合中点（歧骨）	9	直寸	用于确定胸部任脉经穴的纵向距离
	胸剑联合中点（歧骨）至脐中	8	直寸	用于确定上腹部经穴的纵向距离
	脐中至耻骨联合上缘（曲骨）	5	直寸	用于确定下腹部经穴的纵向距离
	两乳头之间	8	横寸	用于确定胸腹部经穴的横向距离
	腋窝顶点至第11肋游离端（章门）	12	直寸	用于确定胁肋部经穴的纵向距离
背腰部	肩胛骨内缘（近脊柱侧点）至后正中线	3	横寸	用于确定背腰部经穴的横向距离
	肩峰缘至后正中线	8	横寸	用于确定肩背部经穴的横向距离
上肢部	腋前、后纹头至肘横纹（平肘尖）	9	直寸	用于确定上臂部经穴的纵向距离
	肘横纹（平肘尖）至腕掌（背）侧	12	直寸	用于确定前臂部经穴的纵向距离
下肢部	耻骨联合上缘至股骨内上髁上缘	18	直寸	用于确定下肢内侧足三阴经穴的纵向距离
	胫骨内侧髁下方至内踝尖	13	直寸	
	股骨大转子至腘横纹	19	直寸	用于确定下肢外后侧足三阳经穴的纵向距离（臀沟至腘横纹相当14寸）
	腘横纹至外踝尖	16	直寸	用于确定下肢外侧足三阳经穴的纵向距离

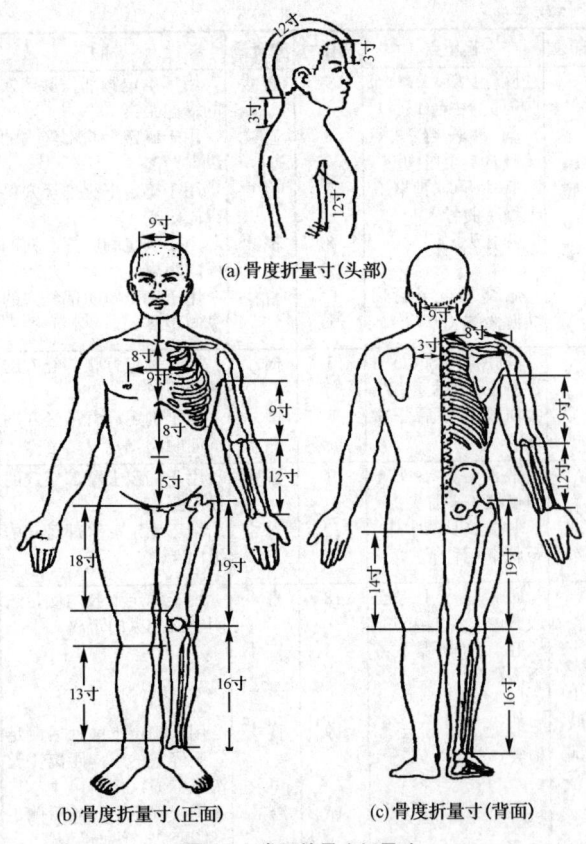

图2-1 常用的骨度折量寸

2. 解剖标志定位法

解剖标志定位法是以人体表面具有特征的解剖标志为依据，来确定穴位位置的方法。人体的解剖标志有固定标志和活动标志两种。

固定标志：以人体表面固定不移，又有明显特征的部位作为取穴标志。

活动标志：人体某个动作出现的隆起、凹陷、孔隙、皱纹等作为取穴标志。

3. 手指同身寸取穴法

以患者手指的长度或宽度为标准来取穴的方法称为手指同身寸取穴法，简称指寸法。常用的指寸法有中指同身寸、拇指同身寸和横指同身寸3种。

中指同身寸法：是以患者的中指中节屈曲时内侧两端纹头之间作为一寸，可用于四肢部取穴的直寸和背部取穴的横寸。

拇指同身寸法：是以患者拇指指关节的横度作为一寸，亦适用于四肢部的直寸取穴。

横指同身寸法：又名"一夫法"，将食指、中指、无名指和小指并拢，以中指中节横纹处为准，四指横量作为3寸。用于四肢部取穴的直寸（如图2-2）。

4. 简便取穴法

简便取穴法是临床一种简便易行的方法，常作为一种辅助方法使用。如立正姿势，垂手中指端取风市；两手虎口自然平直交叉在食指尽端到达处取列缺等。

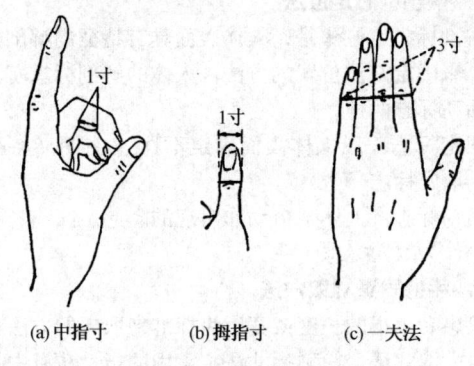

图2-2 手指同身寸穴法

五、特定穴概述

有一部分穴位被称为"特定穴",它们除具有经穴的共同主治特点外,还有其特殊的性能和治疗作用,故又有特别的称号。特定穴包括五输穴、原穴、络穴、俞穴、募(mù)穴、郄(xī)穴、下合穴、八会穴、八脉交会穴、交会穴等10类。

【记忆重点】

(1) 穴位的概念:脏腑、经脉之气输注于体表的部位。

(2) 穴位的分类:经穴、奇穴、阿是穴。

(3) 穴位的治疗作用:近治、远治、特殊。

（4）穴位的定位方法：骨度分寸、自然标志、手指同身寸、简便取穴法。

（5）特定穴（10类）：五输原络俞募，下合八八郄交会。

第2节 穴位各论

一、手太阴肺经所属穴位

1. 中府（LU1）肺募穴

［定位］在胸前壁的外上方，云门穴下1寸，平第1肋间隙，距正中线6寸（如图2-3）。

［功效］宣肺理气，和胃利水。

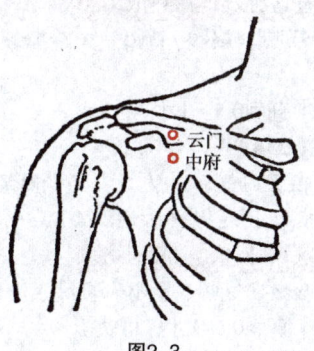

图2-3

［主治］咳嗽、气喘、胸中胀痛、胸痛、肩背痛。

［刺灸法］向外斜刺0.5~0.8寸，可灸。**不可向内深刺，以免伤及肺脏。**

2. 云门（LU2）

［定位］在胸前壁的外上方，肩胛骨喙（huì）突上方，锁骨下窝凹陷处，距前正中线6寸（如图2-3）。

［功效］肃降肺气，止咳平喘。

［主治］咳嗽、气喘、胸痛、肩关节内侧痛。

［刺灸法］向外斜刺0.5~0.8寸；可灸。**不可向内深刺，以免伤及肺脏。**

3. 天府（LU3）

［定位］在臂内侧面，肱二头肌桡侧缘，腋前横纹头下3寸处（如图2-4）。

［功效］宣通肺气，清热散结。

［主治］气喘、瘿（yīng）气、鼻衄、上臂内侧疼痛。

［刺灸法］直刺0.5~1寸。

4. 侠白（LU4）

［定位］在臂内侧面，肱二头肌桡侧缘，腋前横纹头下4寸，或肘横纹上5寸处（如图2-4）。

［功效］宣调肺气，宽胸通络。

［主治］咳嗽、气喘、干呕、烦满、上臂内侧痛。

［刺灸法］直刺0.5~1寸；可灸。

5. 尺泽（LU5）合穴

［定位］肘横纹中，肱二头肌腱桡侧凹陷中（如图2-4）。

［功效］清肺润肺，肃理肺气。

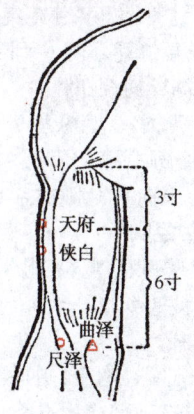

图2-4

［主治］咳嗽、气喘、咯（kǎ）血、潮热、咽喉肿痛、胸部胀满、小儿惊风、吐泻、肘臂挛痛。

［刺灸法］直刺0.8~1.2寸，或点刺出血；可灸。

6. 孔最（LU6）郄穴

［定位］在前臂掌面桡侧，当尺泽与太渊连线上，腕横纹上7寸（如图2-5）。

［功效］清热利咽，润肺，止血。

［主治］咳嗽、气喘、咯血、咽喉肿痛、肘臂挛痛、

痔疾。

[刺灸法]直刺0.5~1.2寸；可灸。

7. 列缺（LU7）络穴、八脉交会穴（通于任脉）

[定位]在前臂桡侧缘，桡骨茎突上方，腕横纹上1.5寸。当肱桡肌与拇长展肌腱之间（如图2-5）。

[功效]宣肺通络，通调任脉。

[主治]咳嗽、气喘、咽喉痛、半身不遂、口眼㖞（wāi）斜、偏头痛、颈强痛、牙痛。

[刺灸法]向上或向下斜刺0.3~0.8寸，可灸。

8. 经渠（LU8）经穴

[定位]在前臂掌面桡侧，桡骨茎突与桡动脉之间的凹陷处，腕横纹上1寸（如图2-5）。

[功效]宣肺平喘。

[主治]咳嗽、气喘、胸痛、咽喉肿痛、手腕痛。

[刺灸法]直刺0.3~0.5寸，不灸。

9. 太渊（LU9）输穴、原穴、八会穴之脉会

[定位]在腕掌侧横纹桡侧，桡动脉搏动处（如图2-5）。

[功效]宣肺平喘止咳，通脉理血。

[主治]咳嗽、气喘、咳血、胸痛、咽喉肿痛、无脉证、手腕痛。

[刺灸法]避开桡动脉，直刺0.3~0.5寸，可灸。

10. 鱼际（LU10）荥（yíng）穴

[定位]在手拇指本节（第1掌指关节）后凹陷处，

约当第1掌骨中点桡侧,赤白肉际处(如图2-5)。

[功效]清热润肺,利咽通络。

[主治]咳嗽、咳血、发热、咽喉肿痛、失音、乳痈、掌中热。

[刺灸法]直刺0.5~1寸;可灸。

11. 少商(LU11)井穴

[定位]在手拇指末节桡侧,距指甲角0.1寸(如图2-5)。

[功效]清热利咽,开窍醒神。

[主治]咽喉肿痛、中风昏迷、中暑呕吐、小儿惊

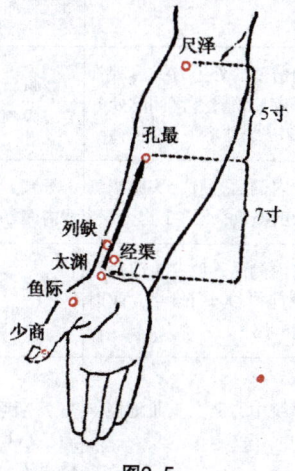

图2-5

风、癫狂、咳嗽、鼻衄。

[刺灸法] 浅刺0.1寸, 或向腕平刺0.2~0.3寸, 或点刺出血; 可灸。

【记忆小结1】手太阴肺经穴位一览（如表2-2）。

表2-2 手太阴肺经穴位一览表

穴 位	定 位	主 治
中府* （LU1）	在胸前壁的外上方，云门穴下1寸，平第1肋间隙，距正中线6寸	咳嗽，气喘，胸中胀痛，胸痛，肩背痛
云门 （LU2）	在胸前壁的外上方，肩胛骨喙突上方，锁骨下窝凹陷处，距前正中线6寸	咳嗽、气喘、胸痛、肩关节内侧痛
天府 （LU3）	在臂内侧面，肱二头肌桡侧缘，腋前横纹头下3寸处	气喘、瘿气、鼻衄、上臂内侧疼痛
侠白 （LU4）	在臂内侧面，肱二头肌桡侧缘，腋前横纹头下4寸，或肘横纹上5寸处	咳嗽、气喘、干呕、烦满、上臂内侧痛
尺泽* （LU5）	肘横纹中，肱二头肌腱桡侧凹陷中	咳嗽，气喘，咯血，潮热，咽喉肿痛，胸部胀满，小儿惊风，吐泻，肘臂挛痛

续表

穴 位	定 位	主 治
孔最* (LU6)	在前臂掌面桡侧,当尺泽与太渊连线上,腕横纹上7寸	咳嗽、气喘、咯血、咽喉肿痛、肘臂挛痛、痔疾
列缺* (LU7)	在前臂桡侧缘,桡骨茎突上方,腕横纹上1.5寸。当肱桡肌与拇长展肌腱之间	咳嗽、气喘、咽喉痛、半身不遂、口眼㖞斜、偏头痛、颈强痛、牙痛
经渠 (LU8)	在前臂掌面桡侧,桡骨茎突与桡动脉之间的凹陷处,腕横纹上1寸	咳嗽、气喘、胸痛、咽喉肿痛、手腕痛
太渊 (LU9)	在腕掌侧横纹桡侧,桡动脉搏动处	咳嗽、气喘、咳血、胸痛、咽喉肿痛、无脉证、手腕痛
鱼际* (LU10)	在手拇指本节(第1掌指关节)后凹陷处,约当第1掌骨中点桡侧,赤白肉际处	咳嗽、咳血、发热、咽喉肿痛、失音、乳痈、掌中热
少商* (LU11)	在拇指末节桡侧,距指甲角0.1寸	咽喉肿痛、中风昏迷、中暑呕吐、小儿惊风、癫狂、咳嗽、鼻衄

注:*为重点掌握穴位(本书同)

【记忆小结2】手太阴肺经穴位总图（如图2-6）。
【记忆重点】
（1）手太阴肺经所属穴位歌诀：

　　手太阴肺十一穴，中府云门天府诀，
　　侠白之下是尺泽，孔最下行接列缺，
　　曾有经渠与太渊，鱼际少商如韭叶。

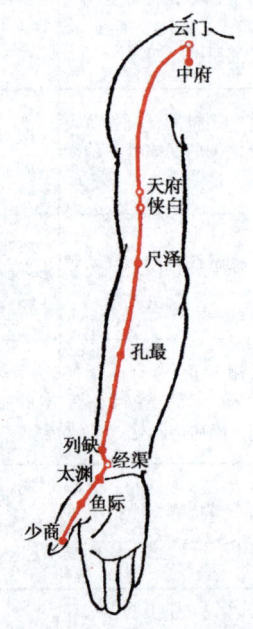

图2-6 手太阴肺经穴位总图

（2）手太阴肺经穴位主治概要：
①均治肺、胸疾患以及局部病变。
②肘以下穴位可泻热解表，治疗咽喉疾病。
③腕关节附近穴位可治头面、项、齿病变。
④尺泽、少商可镇静熄风开窍，用于急救。

二、手阳明大肠经所属穴位

1. 商阳（LI1）井穴

[定位] 在手食指末端桡侧，距指甲角0.1寸（如图2-7）。

[功效] 清热消肿，开窍醒神。

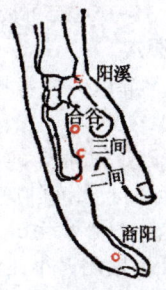

图2-7

[主治] 咽喉肿痛、耳鸣耳聋、中风昏迷、热病无汗、下齿痛、青盲。

[刺灸法] 浅刺0.1寸，或点刺出血。

2. 二间（LI2）荥穴

[定位] 微握拳，在手食指本节前（第2掌指关节），桡侧凹陷处（如图2-7）。

[功效] 清热祛风，消肿止痛。

[主治] 齿痛、咽喉肿痛、口眼㖞斜、目痛、热病。

[刺灸法] 直刺0.2~0.4寸；可灸。

3. 三间（LI3）输穴

[定位] 微握拳，在手食指本节后（第2掌指关节），桡侧凹陷处（如图2-7）。

[功效] 泻热消肿，行气止泻。

[主治] 咽喉肿痛、齿痛、身热、腹胀肠鸣。

[刺灸法] 直刺0.3~0.5寸；可灸。

4. 合谷（LI4）原穴

[定位] 在手背，第1、第2掌骨间，当第2掌骨桡侧的中点处（如图2-7）。

[功效] 清热解表，明目聪耳，通络镇痛。

[主治] 头痛、齿痛、目赤肿痛、咽喉肿痛、失音、口眼㖞斜、半身不遂、痄腮（zhà sāi）、疔（dīng）疮、经闭、腹痛、牙关紧闭、小儿惊风、鼻衄、耳鸣耳聋、发热恶寒、无汗、多汗、瘾（yǐn）疹、疟疾。

[刺灸法] 直刺0.5~1寸；可灸。

5. 阳溪（LI5）经穴

[定位] 在腕背横纹桡侧，手拇指向上翘起时，当拇短伸肌腱和拇长伸肌腱之间的凹陷中（如图2-7）。

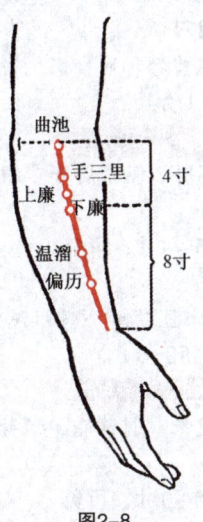

图2-8

[功效] 清热散风，明目利咽。

[主治] 头痛、耳鸣耳聋、咽喉肿痛、腕臂痛、齿痛。

[刺灸法] 直刺0.5～0.8寸；可灸。

6. 偏历（LI6）络穴

[定位] 屈肘，在前臂背面桡侧，当阳溪与曲池穴连线上，腕横纹上3寸（如图2-8）。

[功效] 清热宣肺，通调水道。

[主治] 耳鸣、耳聋、目赤、鼻衄、喉痛、手臂酸痛。

[刺灸法] 直刺0.3～0.5寸，斜刺1寸；可灸。

7. 温溜（LI7）郄穴

[定位] 屈肘，在前臂背面桡侧，当阳溪穴与曲池穴连线上，腕横纹上5寸（如图2-8）。

[功效] 清热消肿，调理肠胃。

[主治] 头痛、面肿、咽喉肿痛、肩背酸痛、疔疮、吐舌、肠鸣腹痛。

[刺灸法] 直刺0.5~1寸；可灸。

8. 下廉（LI8）

[定位] 在前臂背面桡侧，当阳溪穴与曲池穴连线上，肘横纹下4寸（如图2-8）。

[功效] 理气通腑，通利关节。

[主治] 头痛、眩晕、肘臂痛、半身不遂、腹痛、腹胀、目痛。

[刺灸法] 直刺0.5~1寸；可灸。

9. 上廉（LI9）

[定位] 在前臂背面桡侧，当阳溪穴与曲池穴连线上，肘横纹下3寸（如图2-8）。

[功效] 理气通腑，通利关节。

[主治] 头痛、半身不遂、肩臂酸痛麻木、腹痛、肠鸣、腹泻。

[刺灸法] 直刺0.8~1寸；可灸。

10. 手三里（LI10）

[定位] 在前臂背面桡侧，当阳溪穴与曲池穴连线上，肘横纹下2寸（如图2-8）。

[功效]清热明目,理气通腑。

[主治]肘臂疼痛、上肢瘫痪麻木、腹痛、腹泻、腹胀、齿痛、失音。

[刺灸法]直刺0.8~1.2寸;可灸。

11. 曲池(LI11)合穴

[定位]屈肘90°,肘横纹头与肱骨外上髁连线中点(如图2-8)。

[功效]清热疏风,消肿止痒。

[主治]热病、半身不遂、风疹、手臂肿痛无力、咽喉肿痛、齿痛、目赤痛、腹痛吐泻、痢疾、高血压、瘰疬(luǒ lì)、癫狂。

[刺灸法]直刺 1~1.5寸;可灸。

12. 肘髎(liáo)(LI12)

[定位]在臂外侧,屈肘,曲池上方1寸,当肱骨边缘处(如图2-9)。

[功效]通经络,利关节。

[主治]肘臂部酸痛、麻木、挛急和嗜卧。

[刺灸法]直刺0.5~1寸;可灸。

13. 手五里(LI13)

[定位]在臂外侧,当曲池与肩髃连线上,曲池穴上3寸处(如图2-9)。

[功效]化痰消肿,通经止痛。

[主治]肘臂疼痛挛急、瘰疬。

[刺灸法]直刺0.8~1寸;可灸。

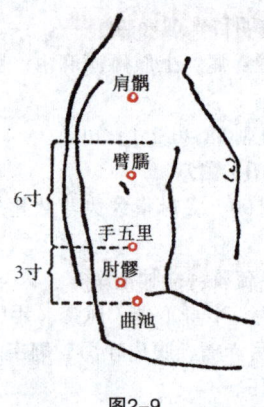

图2-9

14. 臂臑（nào）（LI14）
[定位] 在臂外侧，三角肌止点处，当曲池与肩髃连线上，曲池穴上7寸（如图2-9）。
[功效] 疏筋活络，理气消痰。
[主治] 瘰疬，肩背疼痛、目疾、颈项拘挛。
[刺灸法] 直刺或向上斜刺0.8~1.5寸；可灸。

15. 肩髃（yú）（LI15）
[定位] 在肩部，三角肌上，臂外展或向前平伸时，当肩峰前下方凹陷处（如图2-9）。
[功效] 清热祛风，通利关节。
[主治] 肩臂疼痛、半身不遂、手臂挛急、瘾疹、瘰疬。
[刺灸法] 直刺或向下斜刺0.8~1.5寸；可灸。

16. 巨骨（LI16）

［定位］在肩上部，当锁骨肩峰端与肩胛冈之间凹陷处（如图2-10）。

［功效］散瘀止痛，理气消痰。

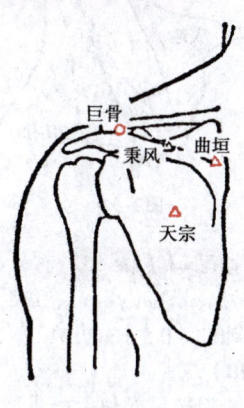

图2-10

［主治］肩背及上臂疼痛、伸展及抬举不便和瘰疬、瘿气。

［刺灸法］直刺0.4~0.6寸，不可深刺，以免刺入胸腔造成气胸；可灸。

17. 天鼎（LI17）

［定位］在颈外侧部，胸锁乳突肌后缘，当喉结旁扶突与缺盆连线中点（如图2-11）。

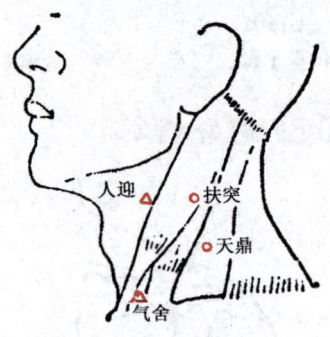

图2-11

[功效] 理气化痰,利咽消肿。

[主治] 咽喉肿痛、暴喑(yīn)、气梗、梅核气、瘰疬。

[刺灸法] 直刺0.3~0.5寸;可灸。

18. 扶突（LI18）

[定位] 在颈外侧部,喉结旁,当胸锁乳突肌的前后缘之间（如图2-11）。

[功效] 理气化痰,清利咽喉。

[主治] 咳嗽、气喘、咽喉肿痛、暴喑、瘰疬、瘿气。

[刺灸法] 直刺0.5~0.8寸;可灸。

19. 口禾髎（LI19）

[定位] 在上唇部,鼻孔外缘直下,平水沟穴（如图2-12）。

[功效] 清肺祛风,利鼻开窍。

[主治] 口㖞、鼻塞不通、鼻衄。

［刺灸法］直刺0.3～0.5寸；**不宜灸**。

20. 迎香（LI20）

［定位］在鼻翼外缘中点旁，当鼻唇沟中（如图2-12）。

［功效］散风清热，通利鼻窍。

［主治］鼻塞不通、口㖞、鼻衄、面痒、鼻息肉。

［刺灸法］直刺或向上斜刺0.2～0.5寸；**不宜灸**。

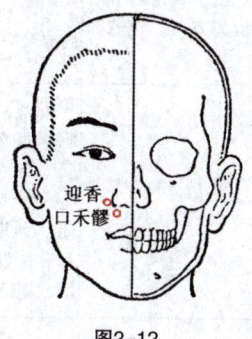

图2-12

【记忆小结1】手阳明大肠经穴位一览表（见表2-3）。

表2-3　手阳明大肠穴位一览表

穴位	定位	主治
商阳* （LI1）	在手指末端桡侧，距指甲角0.1寸	咽喉肿痛、耳鸣耳聋、中风昏迷、热病无汗、下齿痛、青盲

续表

穴位	定 位	主 治
二间 (LI2)	微握拳，在手食指本节前（第2掌指关节），桡侧凹陷处	齿痛、咽喉肿痛、口眼㖞斜、目痛、热病
三间* (LI3)	微握拳，在手食指本节后（第2掌指关节），桡侧凹陷处	咽喉肿痛、齿痛、身热、腹胀肠鸣
合谷 (LI4)	在手背，第1、第2掌骨间，当第2掌骨桡侧的中点处	头痛、齿痛、目赤肿痛、咽喉肿痛、失音、口眼㖞斜、半身不遂、痄腮、疔疮、经闭、腹痛、牙关紧闭、小儿惊风、鼻衄、耳鸣耳聋、发热恶寒、无汗、多汗、瘾疹、疟疾
阳溪 (LI5)	在腕背横纹桡侧，手拇指向上翘起时，当拇短伸肌腱和拇长伸肌腱之间的凹陷中	头痛、耳鸣耳聋、咽喉肿痛、腕臂痛、齿痛
偏历 (LI6)	屈肘，在前臂背面桡侧，当阳溪与曲池穴连线上，腕横纹上3寸	耳鸣耳聋、目赤、鼻衄、喉痛、手臂酸痛
温溜 (LI7)	屈肘，在前臂背面桡侧，当阳溪穴与曲池穴连线上，腕横纹上5寸	头痛、面肿、咽喉肿痛、肩背酸痛、疔疮、吐舌、肠鸣腹痛

续表

穴位	定位	主治
下廉 (LI8)	在前臂背面桡侧，当阳溪穴与曲池穴连线上，肘横纹下4寸	头痛、眩晕、肘臂痛、半身不遂、腹痛、腹胀、目痛
上廉 (LI9)	在前臂背面桡侧，当阳溪穴与曲池穴连线上，肘横纹下3寸	头痛、半身不遂、肩臂酸痛麻木、腹痛、肠鸣、腹泻
手三里* (LI10)	在前臂背面桡侧，当阳溪穴与曲池穴连线上，肘横纹下2寸	肘臂疼痛、上肢瘫痪麻木、腹痛、腹泻、腹胀、齿痛、失音
曲池* (LI11)	在肘横纹外侧端，屈肘时当肘横纹与肱骨外上髁连线中点	热病、半身不遂、风疹、手臂肿痛无力、咽喉肿痛、齿痛、目赤痛、腹痛吐泻、痢疾、高血压、瘰疬、癫狂
肘髎 (LI12)	在臂外侧，屈肘，曲池上方1寸，当肱骨边缘处	肘臂部酸痛、麻木、挛急和嗜卧
手五里 (LI13)	在臂外侧，当曲池与肩髃连线上，曲池穴上3寸处	肘臂疼痛挛急，瘰疬

续表

穴位	定位	主治
臂臑* (LI14)	在臂外侧,三角肌止点处,当曲池与肩髃连线上,曲池穴上7寸	瘰疬,肩背疼痛、目疾、颈项拘挛
肩髃* (LI15)	在肩部,三角肌上,臂外展或向前平伸时,当肩峰前下方凹陷处	肩臂疼痛、半身不遂、手臂挛急、瘾疹、瘰疬
巨骨 (LI16)	在肩上部,当锁骨肩峰端与肩胛冈之间凹陷处	肩背及上臂疼痛、伸展及抬举不便和瘰疬、瘿气
天鼎 (LI17)	在颈外侧部,胸锁乳突肌后缘,当喉结旁扶突与缺盆连线中点	咽喉肿痛、暴喑、气梗、梅核气、瘰疬
扶突 (LI18)	在颈外侧部,喉结旁,当胸锁乳突肌的前后缘之间	咳嗽、气喘、咽喉肿痛、暴喑、瘰疬、瘿气
口禾髎 (LI19)	在上唇部,鼻孔外缘直下,平水沟穴	口㖞、鼻塞不通、鼻衄
迎香* (LI20)	在鼻翼外缘中点旁,当鼻唇沟中	鼻塞不通、口㖞、鼻衄、面痒、鼻息肉

【记忆小结2】手阳明大肠经穴位总图（如图2-13）。

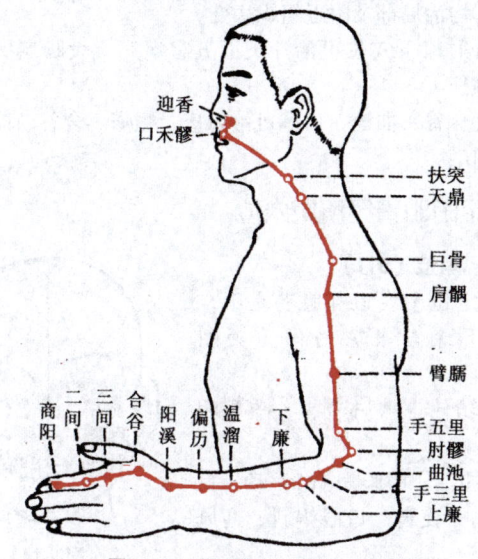

图2-13 手阳明大肠经穴位总图

【记忆重点】
（1）手阳明大肠经所属穴位歌诀：

　　手阳明穴起商阳，二间三间合谷藏，
　　阳溪偏历复温溜，下廉上廉三里长，
　　曲池肘髎五里近，臂臑肩髃巨骨当，
　　天鼎扶突禾髎接，鼻旁五分是迎香。

（2）手阳明大肠经穴位主治概要：

①均治局部及附近组织病变。

②肘以下穴位可治疗头面五官疾病、大肠疾病、热病、癫狂。

③合谷、曲池、肩髃可治风疹、瘾疹。合谷、曲池治疗范围广。

三、足阳明胃经所属穴位

1. 承泣（ST1）

［定位］在面部瞳孔直下，当眶下缘与眼球之间（如图2-14）。

［功效］散风清热，疏邪明目。

［主治］眼睑瞤（rún）动、目赤肿痛、夜盲、口眼㖞斜、迎风流泪。

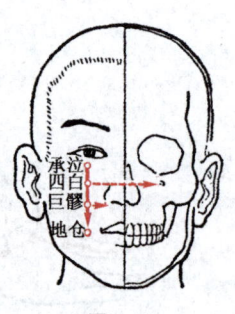

图2-14

［刺灸法］紧靠眶下缘直刺0.3～0.7寸；不宜灸。针刺时，应缓慢进针，不宜提插，以防刺破血管，引起眶内出血。

2. 四白（ST2）

［定位］在面部瞳孔直下，当眶下孔凹陷中（如图2-14）。

［功效］散风明目，舒筋活络。

[主治]目赤痛痒、目翳、眼睑瞤动、迎风流泪、头面疼痛、口眼㖞斜。

[刺灸法]直刺0.2~0.4寸；**不宜灸**。

3. 巨髎（ST3）

[定位]在面部瞳孔直下，平鼻翼下缘处，当鼻唇沟外侧（如图2-14）。

[功效]熄风明目，舒筋活络。

[主治]口眼㖞斜、眼睑瞤动、鼻衄、齿痛、面痛。

[刺灸法]直刺0.3~0.6寸；可灸。

4. 地仓（ST4）

[定位]在面部口角外侧，上直对瞳孔（如图2-14）。

[功效]祛风止痛，舒筋活络。

[主治]口眼㖞斜、口角瞤动、齿痛、流泪、唇缓不收。

[刺灸法]向颊车方向平刺0.5~1.5寸；可灸。

5. 大迎（ST5）

[定位]在下颌角前方，咬肌附着部的前缘，面动脉搏动处（如图2-15）。

[功效]熄风止痛，消肿活络。

[主治]牙关紧闭、齿

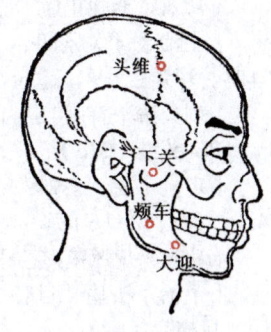

图2-15

痛、口㖞、颊肿、面肿、面痛、口唇𥆧动。

［刺灸法］直刺0.2~0.4寸；可灸。

6. 颊车（ST6）

［定位］在面颊部，下颌角前上方约一横指（中指），当咀嚼时咬肌隆起，按之凹陷处（如图2-15）。

［功效］散风清热，开关通络。

［主治］口眼㖞斜、颊肿、齿痛、牙关紧闭、面肌痉挛。

［刺灸法］直刺0.3~0.5寸，或向地仓斜刺1~1.5寸；可灸。

7. 下关（ST7）

［定位］在面部耳前方，当颧弓与下颌切迹所形成的凹陷中（如图2-15）。

［功效］消肿止痛，聪耳通络。

［主治］牙关紧闭、下颌疼痛、口㖞、面痛、齿痛、耳鸣、耳聋。

［刺灸法］直刺0.5~1.2寸；可灸。

8. 头维（ST8）

［定位］在头侧部，当额角发际上0.5寸，头正中线旁4.5寸（如图2-15）。

［功效］熄风镇痉，止痛明目。

［主治］头痛、目眩、迎风流泪、眼睑𥆧动、视物不明、目痛。

［刺灸法］向后平刺0.5~1寸；不宜灸。

9. 人迎（ST9）

［定位］在颈部喉结旁，当胸锁乳突肌前缘，颈总动脉搏动处（如图2-16）。

［功效］宽胸定喘，散结清热。

［主治］咽喉肿痛、高血压、头痛、瘰疬、饮食难下、胸满气喘。

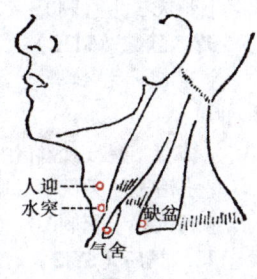

图2-16

［刺灸法］避开颈总动脉直刺0.2~0.4寸；不宜灸。

10. 水突（ST10）

［定位］在颈部胸锁乳突肌的前缘，当人迎与气舍连线的中点（如图2-16）。

［功效］平喘利咽，理气化痰。

［主治］咳逆上气、喘息不得卧、咽喉肿痛、呃逆、瘰疬、瘿瘤。

［刺灸法］直刺0.3~0.5寸；可灸。

11. 气舍（ST11）

［定位］在颈部，当锁骨内侧端的上缘，胸锁乳突肌的胸骨头与锁骨头之间（如图2-16）。

［功效］利咽消肿，定喘降逆。

［主治］咽喉肿痛、喘息、呃逆、瘿气、瘰疬、颈项

强痛。

[刺灸法]直刺0.3~0.5寸；可灸。

12. 缺盆（ST12）

[定位]在锁骨上窝中央，距前正中线4寸（如图2-16）。

[功效]宣散外邪，止咳定喘。

[主治]咳嗽气喘、咽喉肿痛、缺盆中痛、瘰疬。

[刺灸法]直刺0.3~0.5寸；可灸。

13. 气户（ST13）

[定位]在胸部，当锁骨中点下缘，距前正中线4寸（如图2-17）。

[功效]宣降肺气，宽胸止痛。

[主治]咳喘、胸痛、呃逆、胁肋疼痛。

[刺灸法]沿肋间隙向外斜刺0.5~0.8寸；可灸。

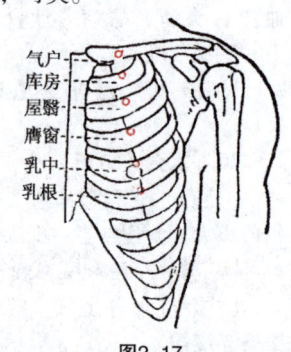

图2-17

14. 库房（ST14）

[定位]在胸部，当第1肋间隙，距前正中线4寸（如图2-17）。

[功效]止咳定喘，宽胸排脓。

[主治]咳嗽、胸痛、胁胀、气喘。

[刺灸法]沿肋间隙向外斜刺0.5~0.8寸；可灸。

15. 屋翳（ST15）

［定位］在胸部，当第2肋间隙，距前正中线4寸（如图2-17）。

［功效］止咳化痰，通调水道。

［主治］咳嗽、气喘、胸痛、乳痈、身肿、皮肤疼痛。

［刺灸法］沿肋间隙向外斜刺0.5～0.8寸；可灸。

16. 膺窗（ST16）

［定位］在胸部，当第3肋间隙，距前正中线4寸（如图2-17）。

［功效］止咳宁嗽，消肿清热。

［主治］咳嗽、气喘、胸痛、乳痈。

［刺灸法］沿肋间隙向外斜刺0.5～0.8寸；可灸。

17. 乳中（ST17）

［定位］在胸部，当第4肋间隙，乳头中央，距前正中线4寸（如图2-17）。

［刺灸法］本穴不针不灸，只作胸腹部腧穴的定位标志。

18. 乳根（ST18）

［定位］在胸部，当乳头直下，乳房根部，第5肋间隙，距前正中线4寸（如图2-17）。

［功效］止咳平喘，宽胸通乳。

［主治］乳痈、乳汁少、胸痛、咳嗽、呃逆。

［刺灸法］沿肋间隙向外斜刺0.5～0.8寸，直刺0.4

寸；可灸。

19. 不容（ST19）

［定位］在上腹部，当脐中上6寸，距前正中线2寸（如图2-18）。

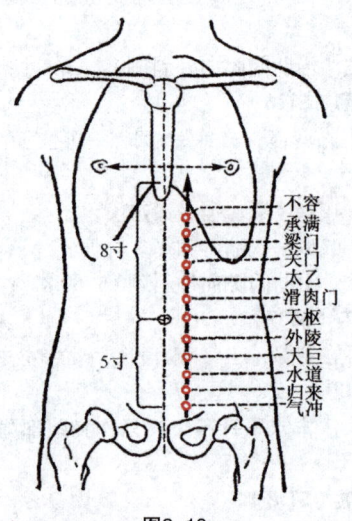

图2-18

［功效］止呕降逆，和胃平喘。

［主治］呕吐、胃痛、腹胀、食欲不振。

［刺灸法］直刺0.5～0.8寸；可灸。

20. 承满（ST20）

[定位]在上腹部,当脐中上5寸,距前正中线2寸（如图2-18）。

[功效]理气和胃,降逆止呕。

[主治]胃痛、呕吐、腹胀、肠鸣食欲不振。

[刺灸法]直刺0.5~0.8寸;可灸。

21. 梁门（ST21）

[定位]在上腹部,当脐中上4寸,距前正中线2寸（如图2-18）。

[功效]和胃降逆,消积化滞。

[主治]胃痛、呕吐、腹胀、食欲不振、大便溏薄。

[刺灸法]直刺0.5~0.8寸;可灸。

22. 关门（ST22）

[定位]在上腹部,当脐中上3寸,距前正中线2寸（如图2-18）。

[功效]健脾和胃,利水消肿。

[主治]腹痛、腹胀、肠鸣泻泄、食欲不振、水肿。

[刺灸法]直刺0.5~0.8寸;可灸。

23. 太乙（ST23）

[定位]在上腹部,当脐中上2寸,距前正中线2寸（如图2-18）。

[功效]清心宁神,化痰和胃。

[主治]腹痛、腹胀、心烦、癫狂。

[刺灸法]直刺0.5~0.8寸;可灸。

24. 滑肉门（ST24）

[定位] 在上腹部，当脐中上1寸，距前正中线2寸（如图2-18）。

[功效] 化痰安神，和胃止呕。

[主治] 癫狂、呕吐、腹胀、腹泻。

[刺灸法] 直刺0.8~1.2寸；可灸。

25. 天枢（ST25）大肠募穴

[定位] 在腹中部，距脐中2寸（如图2-18）。

[功效] 调理肠腑，升降气机。

[主治] 腹痛、腹胀、肠鸣泻泄、便秘、肠痈、热病、疝气、水肿、月经不调。

[刺灸法] 直刺0.8~1.2寸；可灸。

26. 外陵（ST26）

[定位] 在下腹部，当脐中下1寸，距前正中线2寸（如图2-18）。

[功效] 通经止痛，调理肠胃。

[主治] 腹痛、疝气、痛经。

[刺灸法] 直刺1~1.5寸；可灸。

27. 大巨（ST27）

[定位] 在下腹部，当脐中下2寸，距前正中线2寸（如图2-18）。

[功效] 理气消胀，通肠利水。

[主治] 小腹胀满、小便不利、遗精、早泄、惊悸不眠、疝气。

［刺灸法］直刺0.8～1.2寸；可灸。

28. 水道（ST28）

［定位］在下腹部，当脐中下3寸，距前正中线2寸（如图2-18）。

［功效］清湿热，利膀胱，通水道。

［主治］小腹胀满、腹痛、痛经、小便不利。

［刺灸法］直刺0.8～1.2寸；可灸。

29. 归来（ST29）

［定位］在下腹部，当脐中下4寸，距前正中线2寸（如图2-18）。

［功效］行气疏肝，调经止带，益气升提。

［主治］小腹疼痛、经闭、痛经、子宫下垂、白带、疝气、茎中痛、小便不利。

［刺灸法］直刺0.8～1.2寸；可灸。

30. 气冲（ST30）

［定位］在腹股沟稍上方，当脐中下5寸，距前正中线2寸（如图2-18）。

［功效］舒肝益肾，调经种子。

［主治］小腹痛、疝气、腹股沟疼痛。

［刺灸法］直刺0.8～1.2寸。

31. 髀（bì）关（ST31）

［定位］在大腿前面，当髂（qià）前上棘与髌底外侧端的连线上，屈股时平会阴，居缝匠肌外侧凹陷处（如图2-19）。

[功效]疏通经络，强壮腰膝。

[主治]髀股痿痹、下肢不遂、腰腿疼痛、筋急不得屈伸。

[刺灸法]直刺0.8～1.2寸；可灸。

32. 伏兔（ST32）

[定位]在大腿前面，当髂前上棘与髌底外侧端的连线上，髌底上6寸（如图2-19）。

[功效]散寒化湿，疏通经络。

[主治]腿痛、下肢不遂、脚气、疝气、腹胀。

[刺灸法]直刺1～2寸；可灸。

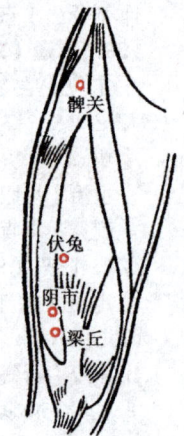

图2-19

33. 阴市（ST33）

[定位]在大腿前面，当髂前上棘与髌底外侧端的连线上，髌底上3寸（如图2-19）。

[功效]温经散寒，强壮腰膝。

[主治]膝关节痛、下肢屈伸不利、腰痛、下肢不遂、腹胀、腹痛。

[刺灸法]直刺1～1.5寸；可灸。

34. 梁丘（ST34）郄穴

[定位]屈膝，在大腿前面，当髂前上棘与髌底外侧端的连线上，髌底上2寸（如图2-19）。

[功效]和胃消肿，宁神定痛。

[主治]胃痛、膝关节肿痛、屈伸不利、乳痈。

[刺灸法]直刺1~1.5寸;可灸。

35. 犊鼻（ST35）

[定位]屈膝,在膝部髌骨与髌韧带外侧凹陷中（如图2-20）。

[功效]消肿止痛,通经活络。

[主治]膝痛、关节屈伸不利、脚气。

[刺灸法]向后内斜刺0.8~1.5寸;可灸。

36. 足三里（ST36）合穴、胃下合穴

[定位]在小腿前外侧,当犊鼻下3寸,距胫骨前缘一横指（中指）（如图2-20）。

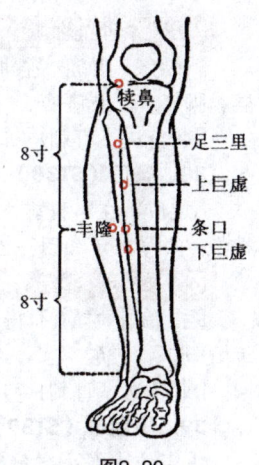

图2-20

[功效]和胃健脾,通腑化痰,升降气机。

[主治]胃痛、呕吐、腹胀、肠鸣、消化不良、下肢痿痹、泄泻、痢疾、便秘、疳（gān）疾、癫狂、中风、脚气、水肿、下肢不遂、心悸、气短、虚劳羸（léi）瘦。本穴有强壮作用,为保健要穴。

[刺灸法]直刺1~2寸;可灸。

37. 上巨虚（ST37）

［定位］在小腿前外侧，当犊鼻下6寸，距胫骨前缘一横指（中指）（如图2-20）。

[功效]理气通腑，调理脾胃。

［主治］腹痛、腹胀、痢疾、便秘、肠痈、中风瘫痪、脚气、下肢痿痹。

［刺灸法］直刺1～1.5寸；可灸。

38. 条口（ST38）

［定位］在小腿前外侧，当犊鼻下8寸，距胫骨前缘一横指（中指）（如图2-20）。

[功效]理气舒筋，祛湿温经。

［主治］肩臂不得举、下肢冷痹、脘腹疼痛、跗（fū）肿、转筋。

［刺灸法］直刺1～1.5寸；可灸。

39. 下巨虚（ST39）小肠下合穴

［定位］在小腿前外侧，当犊鼻下9寸，距胫骨前缘一横指（中指）（如图2-20）。

[功效]理气通腑，宁神镇惊。

［主治］小腹痛、腰脊痛引睾丸、乳痈、下肢痿痹、泻泄、大便脓血。

［刺灸法］直刺1～1.5寸；可灸。

40. 丰隆（ST40）络穴

［定位］在小腿前外侧，当外踝尖上8寸，条口外，距胫骨前缘二横指（中指）（如图2-20）。

[功效]化痰定喘，宁心安神。

[主治] 痰多、哮喘、咳嗽、胸痛、头痛、咽喉肿痛、便秘、癫狂、痫（xián）证、下肢痿痹、呕吐。

[刺灸法] 直刺1~1.5寸；可灸。

41. 解溪（ST41）经穴

[定位] 在足背与小腿交界处的横纹中央凹陷中，当拇长伸肌腱与趾长伸肌腱之间（如图2-21）。

[功效] 清胃降逆，镇惊宁神。

[主治] 头痛、眩晕、癫狂、腹胀、便秘、下肢痿痹、目赤、胃热谵（zhàn）语。

[刺灸法] 直刺0.5~1寸；可灸。

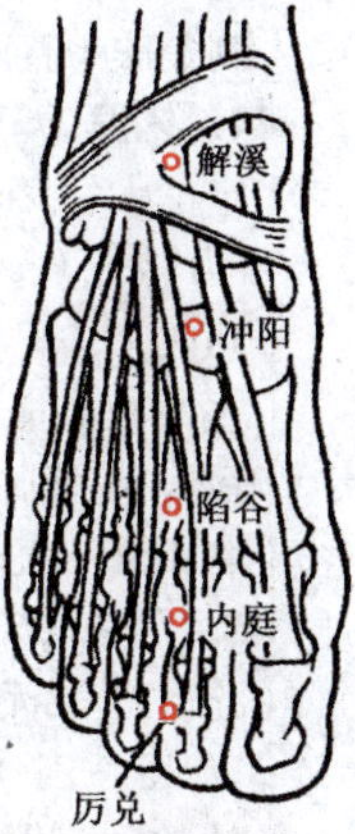

42. 冲阳（ST42）原穴

[定位] 在足背最高处，当拇长伸肌腱和趾长伸肌腱之间，足背动脉搏动处（如图2-21）。

[功效] 健脾和胃，镇惊安神。

[主治] 胃痛、腹胀、口眼㖞斜、面肿齿痛、足痿无力、脚背红肿。

[刺灸法] 避开动脉，直刺0.3~0.5寸；可灸。

43. 陷谷（ST43）输穴

[定位] 在足背，当第2、第3跖骨结合部前方凹陷处

图2-21

（如图2-21）。

[功效] 调和肠胃，健脾利水。

[主治] 面目浮肿、肠鸣腹泻、足背肿痛、热病、目赤肿痛。

[刺灸法] 直刺0.3~0.5寸；可灸。

44. 内庭（ST44）荥穴

[定位] 在足背，当第2、第3趾间，趾蹼（pǔ）缘后方赤白肉际处（如图2-21）。

[功效] 健脾和胃，清心安神。

[主治] 齿痛、口㖞、喉痹、鼻衄、腹痛、腹胀、痢疾、泻泄、足背肿痛、热病、胃痛吐酸。

[刺灸法] 直刺0.3~0.5寸；可灸。

45. 厉兑（ST45）井穴

[定位] 在足第2趾末节外侧，距趾甲角0.1寸（指寸）（如图2-21）。

[功效] 清化湿热，调胃安神，苏厥醒神。

[主治] 面肿、齿痛、口㖞、鼻衄、胸腹胀满、热病、多梦、癫狂。

[刺灸法] 浅刺0.1寸。

【记忆小结1】足阳明胃经穴位一览表（见表2-4）。

表2-4 足阳明胃经穴位一览表

穴位	定位	主治
承泣* (ST1)	在面部瞳孔直下,当眶下缘与眼球之间	眼睑瞤动、目赤肿痛、夜盲、口眼㖞斜、迎风流泪
四白* (ST2)	在面部瞳孔直下,当眶下孔凹陷中	目赤痛痒、目翳、眼睑瞤动、迎风流泪、头面疼痛、口眼㖞斜
巨髎 (ST3)	在面部瞳孔直下,平鼻翼下缘处,当鼻唇沟外侧	口眼㖞斜、眼睑瞤动、鼻衄、齿痛、面痛
地仓* (ST4)	在面部口角外侧,上直对瞳孔	口眼㖞斜、口角瞤动、齿痛、流泪、唇缓不收
大迎 (ST5)	在下颌角前方,咬肌附着部的前缘,面动脉搏动处	牙关禁闭、齿痛、口㖞、颊肿、面肿、面痛、口唇瞤动
颊车* (ST6)	在面颊部,下颌角前上方约一横指(中指),当咀嚼时咬肌隆起,按之凹陷处	口眼㖞斜、颊肿、齿痛、牙关紧闭、面肌痉挛
下关* (ST7)	在面部耳前方,当颧弓与下颌切迹所形成的凹陷中	牙关紧闭、下颌疼痛、口㖞、面痛、齿痛、耳鸣、耳聋
头维* (ST8)	在头侧部,当额角发际上0.5寸,头正中线旁4.5寸	头痛、目眩、迎风流泪、眼睑瞤动、视物不明、目痛

续表

穴位	定位	主治
人迎 (ST9)	在颈部喉结旁,当胸锁乳突肌前缘,颈总动脉搏动处	咽喉肿痛、高血压、头痛、瘰疬、饮食难下、胸满气喘
水突 (ST10)	在颈部胸锁乳突肌的前缘,当人迎与气舍连线的中点	咳逆上气、喘息不得卧、咽喉肿痛、呃逆、瘰疬、瘿瘤
气舍 (ST11)	在颈部,当锁骨内侧端的上缘,胸锁乳突肌的胸骨头与锁骨头之间	咽喉肿痛、喘息、呃逆、瘿气、瘰疬、颈项强痛
缺盆 (ST12)	在锁骨上窝中央,距前正中线4寸	咳嗽气喘、咽喉肿痛、缺盆中痛、瘰疬
气户 (ST13)	在胸部,当锁骨中点下缘,距前正中线4寸	咳喘、胸痛、呃逆、胁肋疼痛
库房 (ST14)	在胸部,当第1肋间隙,距前正中线4寸	咳嗽、胸痛、胁胀、气喘
屋翳 (ST15)	在胸部,当第2肋间隙,距前正中线4寸	咳嗽、气喘、胸痛、乳痛、身肿、皮肤疼痛
膺窗 (ST16)	在胸部,当第3肋间隙,距前正中线4寸	咳嗽、气喘、胸痛、乳痛

续表

穴 位	定 位	主 治
乳中 (ST17)	在胸部,当第4肋间隙,乳头中央,距前正中线4寸	本穴不针不灸,只作胸腹部腧穴的定位标志
乳根 (ST18)	在胸部,当乳头直下,乳房根部,第5肋间隙,距前正中线4寸	乳痈、乳汁少、胸痛、咳嗽、呃逆
不容 (ST19)	在上腹部,当脐中上6寸,距前正中线2寸	呕吐、胃痛、腹胀、食欲不振
承满 (ST20)	在上腹部,当脐中上5寸,距前正中线2寸	胃痛、呕吐、腹胀、肠鸣、食欲不振
梁门* (ST21)	在上腹部,当脐中上4寸,距前正中线2寸	胃痛、呕吐、腹胀、食欲不振、大便溏薄
关门 (ST22)	在上腹部,当脐中上3寸,距前正中线2寸	腹痛、腹胀、肠鸣泻泄、食欲不振、水肿
太乙 (ST23)	在上腹部,当脐中上2寸,距前正中线2寸	腹痛、腹胀、心烦、癫狂
滑肉门 (ST24)	在上腹部,当脐中上1寸,距前正中线2寸	癫狂、呕吐、腹胀、腹泻
天枢* (ST25)	在腹中部,距脐中2寸	腹痛、腹胀、肠鸣泻泄、便秘、肠痈、热病、疝气、水肿、月经不调

续表

穴位	定 位	主 治
外陵 (ST26)	在下腹部,当脐中下1寸,距前正中线2寸	腹痛、疝气、痛经
大巨 (ST27)	在下腹部,当脐中下2寸,距前正中线2寸	小腹胀满、小便不利、遗精、早泄、惊悸不眠、疝气
水道 (ST28)	在下腹部,当脐中下3寸,距前正中线2寸	小腹胀满、腹痛、痛经、小便不利
归来* (ST29)	在下腹部,当脐中下4寸,距前正中线2寸	小腹疼痛、经闭、痛经、子宫下垂、白带、疝气、茎中痛、小便不利
气冲 (ST30)	在腹股沟稍上方,当脐中下5寸,距前正中线2寸	小腹痛、疝气、腹股沟疼痛
髀关 (ST31)	在大腿前面,当髂前上棘与髌底外侧端的连线上,屈股时平会阴,居缝匠肌外侧凹陷处	髀股痿痹、下肢不遂、腰腿疼痛、筋急不得屈伸
伏兔* (ST32)	在大腿前面,当髂前上棘与髌底外侧端的连线上,髌底上6寸	腿痛、下肢不遂、脚气、疝气、腹胀
阴市 (ST33)	在大腿前面,当髂前上棘与髌底外侧端的连线上,髌底上3寸	膝关节痛、下肢屈伸不利、腰痛、下肢不遂、腹胀、腹痛

续表

穴 位	定 位	主 治
梁丘* （ST34）	屈膝，在大腿前面，当髂前上棘与髌底外侧端的连线上，髌底上2寸	胃痛、膝关节肿痛、屈伸不利、乳痈
犊鼻 （ST35）	屈膝，在膝部髌骨与髌韧带外侧凹陷中	膝痛、关节屈伸不利、脚气
足三里* （ST36）	在小腿前外侧，当犊鼻下3寸，距胫骨前缘一横指	胃痛、呕吐、腹胀、肠鸣、消化不良、下肢痿痹、泄泻、痢疾、便秘、痔疾、癫狂、中风、脚气、水肿、下肢不遂、心悸、气短、虚劳羸瘦。本穴有强壮作用，为保健要穴
上巨虚 （ST37）	在小腿前外侧，当犊鼻下6寸，距胫骨前缘一横指	腹痛、腹胀、痢疾、便秘、肠痈、中风瘫痪、脚气、下肢痿痹
条口 （ST38）	在小腿前外侧，当犊鼻下8寸，距胫骨前缘一横指	肩臂不得举、下肢冷痹、脘腹疼痛、跗肿、转筋
下巨虚* （ST39）	在小腿前外侧，当犊鼻下9寸，距胫骨前缘一横指	小腹痛、腰脊痛引睾丸、乳痈、下肢痿痹、泻泄、大便脓血

续表

穴位	定位	主治
丰隆* (ST40)	在小腿前外侧,当外踝尖上8寸,条口外,距胫骨前缘二横指	痰多、哮喘、咳嗽、胸痛、头痛、咽喉肿痛、便秘、癫狂、痫证、下肢痿痹、呕吐
解溪* (ST41)	在足背与小腿交界处的横纹中央凹陷中,当拇长伸肌腱与趾长伸肌腱之间	头痛、眩晕、癫狂、腹胀、便秘、下肢痿痹、目赤、胃热谵语
冲阳* (ST42)	在足背最高处,当拇长伸肌腱和趾长伸肌腱之间,足背动脉搏动处	胃痛、腹胀、口眼㖞斜、面肿齿痛、足痿无力、脚背红肿
陷谷 (ST43)	在足背,当第2、第3跖骨结合部前方凹陷处	面目浮肿、肠鸣腹泻、足背肿痛、热病、目肿痛
内庭 (ST44)	在足背,当第2、第3趾间,趾蹼缘后方赤白肉际处	齿痛、口㖞、喉痹、鼻衄、腹痛、腹胀、痢疾、泻泄、足背肿痛、热病、胃痛吐酸
厉兑 (ST45)	在足第2趾末节外侧,距趾甲角0.1寸(指寸)	面肿、齿痛、口㖞、鼻衄、胸腹胀满、热病、多梦、癫狂

【记忆小结2】足阳明胃经穴位总图(如图2-22)。

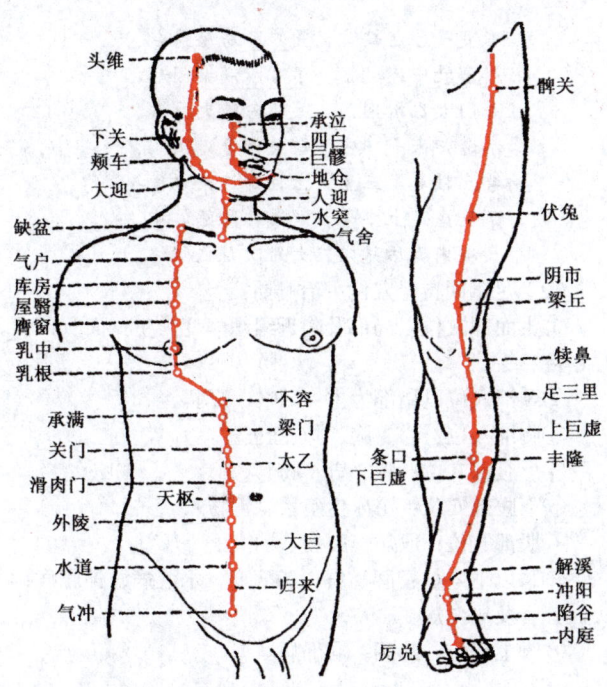

图2-22 足阳明胃经穴位总图

【记忆重点】

（1）足阳明胃经所属穴位歌诀：

　　　四十五穴足阳明，承泣四白巨髎经，
　　　地仓大迎颊车对，下关头维和人迎，

水突气舍连缺盆，气户库房屋翳屯，
膺窗乳中连乳根，不容承满梁门起，
关门太乙滑肉门，天枢外陵大巨存，
水道归来气冲穴，髀关伏兔走阴市，
梁丘犊鼻足三里，上巨虚连条口位，
下巨虚跳上丰隆，解溪冲阳陷谷中，
又次内庭厉兑穴，大趾次趾之端终。

（2）足阳明胃经穴位主治概要：

①头面部穴位以局部及附近组织病变为主：面、口、耳、目、头。

②颈部穴位以局部为主：咽喉，瘿瘤。

③胸部穴位：心、胸、肺、乳房。

④上腹部穴位：脾、胃、肠。

⑤下腹部穴位：泌尿生殖系、胃肠。

⑥股部穴位：股病，腹痛。

⑦膝以下穴位：脾、胃、肠病变，水液病，神志病，头面五官及局部病变。

⑧脚上穴位：热病，局部病。

四、足太阴脾经所属穴位

1. 隐白（SP1）井穴

[定位] 在足大趾末节内侧，距趾甲角0.1寸（指寸）（如图2-23）。

[功效] 健脾宁神，调经统血。

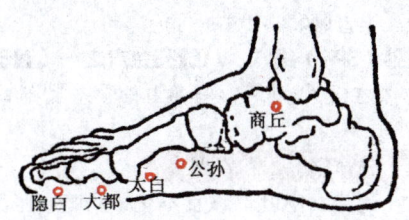

图2-23

[主治]腹胀、便血、尿血、崩漏、月经过多、癫狂、多梦,惊风、昏厥、胸痛。

[刺灸法]浅刺0.1寸,或用三棱针点刺出血;可灸。

2. 大都(SP2)荥穴

[定位]在足内侧缘,当足大趾本节(第1趾跖关节)前下方赤白肉际凹陷处(如图2-23)。

[功效]健脾利湿,和胃宁神。

[主治]腹胀、胃痛、消化不良、泄泻、便秘、热病无汗、体重肢肿、心痛、心烦。

[刺灸法]直刺0.3~0.5寸;可灸。

3. 太白(SP3)输穴、原穴

[定位]在足内侧缘,当足大趾本节(第1趾跖关节)后下方赤白肉际凹陷处(如图2-23)。

[功效]健脾化湿,理气和胃。

[主治]胃痛、腹胀、腹痛、肠鸣、呕吐、泄泻、痢疾、便秘、痔疾、脚气、体重节痛。

［刺灸法］直刺0.8～1寸；可灸。

4. 公孙（SP4）络穴、八脉交会穴之一（通于冲脉）

［定位］在足内侧缘，当第1跖骨基底部的前下方（如图2-23）。

[功效] 健脾化湿，和胃理中。

［主治］胃痛、呕吐、饮食不化、肠鸣腹胀、腹痛、泄泻、痢疾、心烦失眠、水肿、发狂妄言、嗜卧、脚气。

［刺灸法］直刺0.5～1寸，可灸。

5. 商丘（SP5）经穴

［定位］在足内踝前下方凹陷中，当舟骨结节与内踝尖连线的中点（如图2-23）。

[功效] 健脾化湿，肃降肺气。

［主治］腹胀、肠鸣、泄泻、便秘、食不化、黄疸、怠惰嗜卧、癫狂、小儿癫痫、咳嗽、足踝痛、痔疾。

［刺灸法］直刺0.5～0.8寸；可灸。

6. 三阴交（SP6）肝、脾、肾三经交会穴

［定位］在小腿内侧，当足内踝尖上3寸，胫骨内侧缘后方（如图2-24）。

[功效] 健脾化湿，肃降肺气。

［主治］肠鸣泄泻、腹胀、食不化、月经不调、崩漏、赤白带下、阴挺、经闭、痛经、难产、产后血晕、恶露不尽、遗精、阳痿、早泄、阴茎痛、疝气、水肿、小便不利、遗尿、足痿痹痛、脚气、失眠、湿疹、荨（xún）麻疹、高血压、神经性皮炎、不孕。

[刺灸法] 直刺1~1.5寸；可灸。孕妇不宜针。

7. 漏谷（SP7）

[定位] 在小腿内侧，当足内踝尖与阴陵泉的连线上，距内踝尖6寸，胫骨内侧缘后方（如图2-24）。

[功效] 健脾消肿，渗湿利尿。

[主治] 腹胀、肠鸣、腰膝厥冷、小便不利、遗精、下肢痿痹。

[刺灸法] 直刺1~1.5寸；可灸。

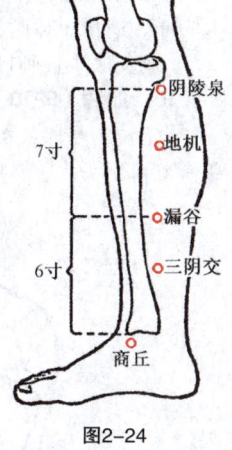

图2-24

8. 地机（SP8）郄穴

[定位] 在小腿内侧，当足内踝尖与阴陵泉的连线上，阴陵泉穴下3寸（如图2-24）。

[功效] 健脾渗湿，调理月经。

[主治] 腹痛、泄泻、小便不利、水肿、月经不调、遗精、腰痛不可俯仰、食欲不振。

[刺灸法] 直刺1~1.5寸；可灸。

9. 阴陵泉（SP9）合穴

[定位] 在小腿内侧，当胫骨内侧踝后下方凹陷中（如图2-24）。

[功效] 健脾渗湿，益肾固精。

［主治］腹胀、水肿、小便不利或失禁、阴茎痛、妇人阴痛、遗精、膝痛、黄疸。

［刺灸法］直刺1～2寸；可灸。

10. 血海（SP10）

［定位］屈膝，在大腿内侧，髌底内侧端上2寸，当股四头肌内侧头的隆起处（如图2-25）。

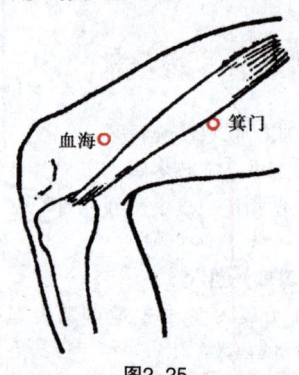

图2-25

［功效］健脾化湿，调经统血。

［主治］月经不调、痛经、经闭、崩漏、瘾疹、皮肤瘙痒、丹毒、小便淋漓、股内侧痛。

［刺灸法］直刺1～1.2寸；可灸。

11. 箕门（SP11）

［定位］在大腿内侧，当血海与冲门连线上，血海上6寸（如图2-25）。

[功效]健脾渗湿,清热利尿。

[主治]小便不利、五淋、遗溺、腹股沟肿痛。

[刺灸法]直刺0.5~1寸;不宜灸。针刺时必须避开动脉。

12. 冲门(SP12)

[定位]在腹股沟外侧,距耻骨联合上缘中点3.5寸,当髂外动脉搏动处的外侧(如图2-26)。

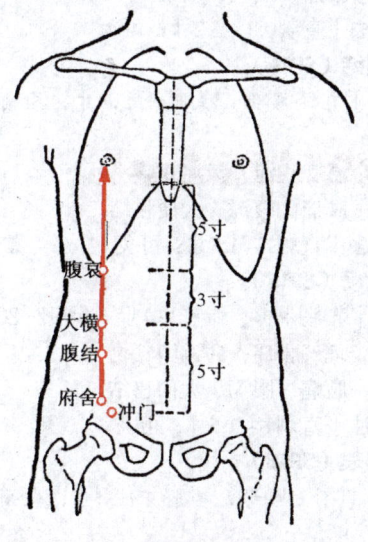

图2-26

[功效]降逆利湿,理气消痔。

[主治]腹痛、疝气、痔疾、崩漏、带下。

101

［刺灸法］直刺0.5~1寸；可灸。

13. 府舍（SP13）

［定位］在下腹部，当脐中下4寸，冲门上方0.7寸，距前正中线4寸（如图2-26）。

［功效］健脾消满，理中和胃。

［主治］腹痛、疝气、结聚。

［刺灸法］直刺0.8~1.2寸；可灸。

14. 腹结（SP14）

［定位］在下腹部，大横下1.3寸，距前正中线4寸（如图2-26）。

［功效］温脾止泄，镇痛止咳。

［主治］腹痛、腹泻、大便秘结。

［刺灸法］直刺1~1.5寸；可灸。

15. 大横（SP15）

［定位］在腹中部，距脐中4寸（如图2-26）。

［功效］理气止痛，通调腑气。

［主治］腹痛、腹泻、大便秘结。

［刺灸法］直刺1~1.5寸；可灸。

16. 腹哀（SP16）

［定位］在上腹部，当脐中上3寸，距前正中线4寸（如图2-26）。

［功效］健脾消食，通降腑气。

［主治］腹痛、泄泻、痢疾、便秘、消化不良。

［刺灸法］直刺1~1.5寸；可灸。

17. 食窦（SP17）

[定位] 在胸外侧部，当第5肋间隙，距前正中线6寸（如图2-27）。

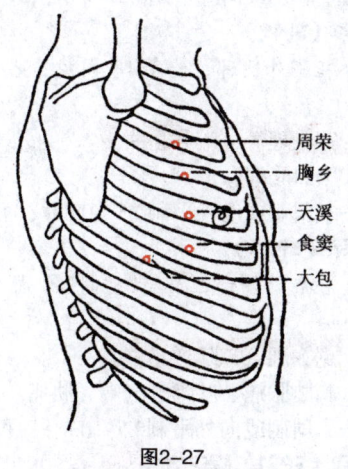

图2-27

[功效] 运化水谷，和胃下气。

[主治] 胸胁胀痛、嗳（ài）气、反胃、腹胀、水肿。

[刺灸法] 斜刺或向外平刺0.5～0.9寸；可灸。**本经自食窦至大包诸穴，内有肺脏均不可深刺。**

18. 天溪（SP18）

[定位] 在胸外侧部，当第4肋间隙，距前正中线6寸（如图2-27）。

[功效]宽胸通乳,止咳消肿。

[主治]胸痛、咳嗽、乳痈、乳汁少。

[刺灸法]斜刺或向外平刺0.5~0.8寸;可灸。

19. 胸乡(SP19)

[定位]在胸外侧部,当第3肋间隙,距前正中线6寸(如图2-27)。

[功效]宽胸理气,疏肝止痛。

[主治]胸胁胀痛。

[刺灸法]斜刺或向外平刺0.5~0.8寸;可灸。

20. 周荣(SP20)

[定位]在胸外侧部,当第2肋间隙,距前正中线6寸(如图2-27)。

[功效]宽胸理气,降逆止咳。

[主治]胸胁胀痛、咳嗽、气喘、胁痛。

[刺灸法]斜刺或向外平刺0.5~0.8寸;可灸。

21. 大包(SP21)脾之大络

[定位]在侧胸部腋中线上,当第6肋间隙处(如图2-27)。

[功效]统血养经,宽胸止痛。

[主治]胸胁胀满、咳嗽、气喘、胁肋痛、全身疼痛、四肢无力。

[刺灸法]斜刺或向后平刺0.5~0.8寸;可灸。

【记忆小结1】足太阴脾经穴位一览表(表2-5)。

表2-5 足太阴脾经穴位一览表

穴位	定位	主治
隐白* (SP1)	在足大趾末节内侧,距趾甲角0.1寸(指寸)	腹胀、便血、尿血、崩漏、月经过多、癫狂、多梦、惊风、昏厥、胸痛
大都 (SP2)	在足内侧缘,当足大趾本节(第1趾跖关节)前下方赤白肉际凹陷处	腹胀、胃痛、消化不良、泄泻、便秘、热病无汗、体重肢肿、心痛、心烦
太白* (SP3)	在足内侧缘,当足大趾本节(第1趾跖关节)后下方赤白肉际凹陷处	胃痛、腹胀、腹痛、肠鸣、呕吐、泄泻、痢疾、便秘、痔疾、脚气、体重节痛
公孙* (SP4)	在足内侧缘,当第1跖骨基底部的前下方	胃痛、呕吐、饮食不化、肠鸣腹胀、腹痛、泄泻、痢疾、心烦失眠、水肿、发狂妄言、嗜卧、脚气
商丘 (SP5)	在足内踝前下方凹陷中,当舟骨结节与内踝尖连线的中点	腹胀、肠鸣、泄泻、便秘、食不化、黄疸、怠惰嗜卧、癫狂、小儿癫痫、咳嗽、足踝痛、痔疾
三阴交* (SP6)	在小腿内侧,当足内踝尖上3寸,胫骨内侧缘后方	肠鸣泄泻、腹胀、食不化、月经不调、崩漏、赤白带下、阴挺、经闭、痛经、难产、产后血晕、恶露不尽、遗精、阳痿、早泄、阴茎痛、疝气、水肿、小便不利、遗尿、足痿痹痛、脚气、失眠、湿疹、荨麻疹、高血压、神经性皮炎、不孕

续表

穴 位	定 位	主 治
漏谷 (SP7)	在小腿内侧,当足内踝尖与阴陵泉的连线上,距内踝尖6寸,胫骨内侧缘后方	腹胀、肠鸣、腰膝厥冷、小便不利、遗精、下肢痿痹
地机 (SP8)	在小腿内侧,当足内踝尖与阴陵泉的连线上,阴陵泉穴下3寸	腹痛、泄泻、小便不利、水肿、月经不调、遗精、腰痛不可俯仰、食欲不振
阴陵泉* (SP9)	在小腿内侧,当胫骨内侧踝后下方凹陷中	腹胀、水肿、小便不利或失禁、阴茎痛、妇人阴痛、遗精、膝痛、黄疸
血海* (SP10)	屈膝,在大腿内侧,髌底内侧端上2寸,当股四头肌内侧头的隆起处	月经不调、痛经、经闭、崩漏、瘾疹、皮肤瘙痒、丹毒、小便淋漓、股内侧痛
箕门 (SP11)	在大腿内侧,当血海与冲门连线上,血海上6寸	小便不利、五淋、遗溺、腹股沟肿痛
冲门 (SP12)	在腹股沟外侧,距耻骨联合上缘中点3.5寸,当髂外动脉搏动处的外侧	腹痛、疝气、痔疾、崩漏、带下
府舍 (SP13)	在下腹部,当脐中下4寸,冲门上方0.7寸,距前正中线4寸	腹痛、疝气、结聚
腹结 (SP14)	在下腹部,大横下1.3寸,距前正中线4寸	腹痛、腹泻、大便秘结

续表

穴位	定位	主治
大横 * （SP15）	在腹中部，距脐中4寸	腹痛、腹泻、大便秘结
腹哀 （SP16）	在上腹部，当脐中上3寸，距前正中线4寸	腹痛、泄泻、痢疾、便秘、消化不良
食窦 （SP17）	在胸外侧部，当第5肋间隙，距前正中线6寸	胸胁胀痛、嗳气、反胃、腹胀、水肿
天溪 （SP18）	在胸外侧部，当第4肋间隙，距前正中线6寸	胸痛、咳嗽、乳痈、乳汁少
胸乡 （SP19）	在胸外侧部，当第3肋间隙，距前正中线6寸	胸胁胀痛
周荣 （SP20）	在胸外侧部，当第2肋间隙，距前正中线6寸	胸胁胀痛、咳嗽、气喘、胁痛
大包 （SP21）	在侧胸部腋中线上，当第6肋间隙处	胸胁胀满、咳嗽、气喘、胁肋痛、全身疼痛、四肢无力

【记忆小结2】足太阴脾经穴位总图（如图2-28）。

【记忆重点】

（1）足太阴脾经所属穴位歌诀：

　　足太阴经脾中州，隐白在足大趾头，
　　大都太白公孙咸，商丘三阴交可求，
　　漏谷地机阴陵泉，血海箕门冲门开，

府舍腹结大横排,腹哀食窦天溪连,
胸乡周荣大包尽,二十一穴太阴全。

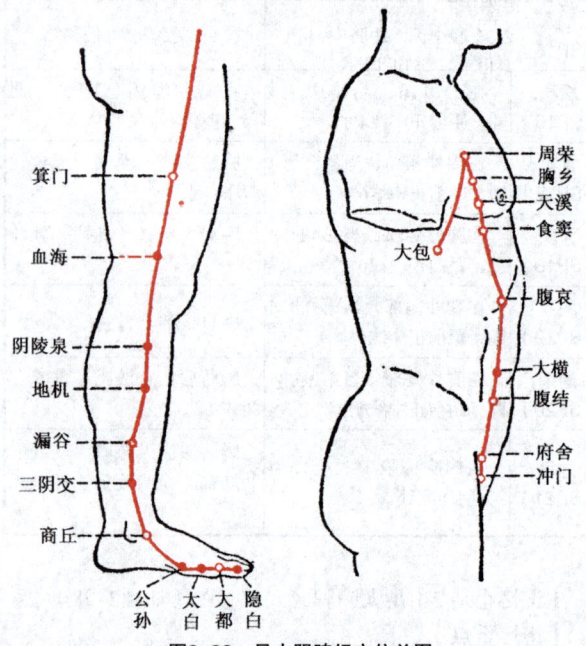

图2-28 足太阴脾经穴位总图

(2)足太阴脾经穴位主治概要:

①膝以下穴位:脾胃病、小便病、水肿、生殖系病、局部病、神志病。

②股部穴位：生殖系病、皮肤病、局部病。
③胸、腹部穴位：局部病。
④尺泽、少商可镇静熄风开窍，用于急救。

五、手少阴心经所属穴位

1. 极泉（HT1）

［定位］在腋窝顶点，腋动脉搏动处（如图2-29）。

［功效］舒筋活血，宽胸理气。

［主治］上肢不遂、心痛、胸闷、胁肋胀痛、瘰疬、肩臂疼痛、咽干烦渴。

［刺灸法］避开腋动脉，直刺或斜刺0.5～1寸；不灸。

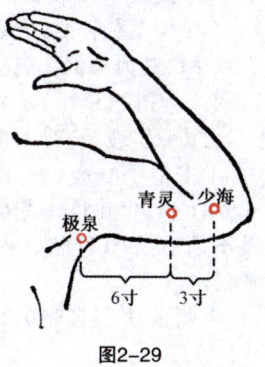

图2-29

2. 青灵（HT2）

［定位］在臂内侧，当极泉与少海的连线上，肘横纹上3寸，肱二头肌的内侧沟中（如图2-29）。

［功效］通络止痛。

［主治］目黄、头痛、振寒、胁痛、肩臂痛。

［刺灸法］直刺0.5～1寸；可灸。

3. 少海（HT3）合穴

［定位］屈肘，当肘横纹内侧端与肱骨内上髁连线之中点处（如图2-29）。

[功效] 宁心安神，舒筋活络。

[主治] 心痛、臂麻酸痛、手颤、健忘、暴喑、肘臂伸屈不利、瘰疬、腋胁痛。

[刺灸法] 直刺0.5~1寸；可灸。

4. 灵道（HT4）经穴

[定位] 在前臂掌侧，当尺侧腕屈肌腱的桡侧，腕横纹上1.5寸（如图2-30）。

[功效] 理气，宁心安神。

[主治] 心痛、心悸怔忡（zhēngchōng）、暴喑、舌强不语、头晕目眩、肘臂挛痛。

[刺灸法] 直刺0.2~0.5寸；可灸。

5. 通里（HT5）络穴

[定位] 在前臂掌侧，当尺侧腕屈肌腱的桡侧，腕横纹上1寸（如图2-30）。

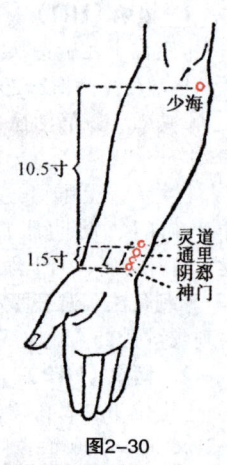

图2-30

[功效] 宁心安神，活血通络开窍。

[主治] 暴喑、舌强不语、心悸怔忡、腕臂痛。

[刺灸法] 直刺0.2~0.5寸；可灸。

6. 阴郄（HT6）郄穴

[定位] 在前臂掌侧，当尺侧腕屈肌腱的桡侧，腕横

纹上0.5寸（如图2-30）。

[功效]宁心养血，安神固表。

[主治]心痛、惊恐、心悸、吐血、衄血、失语、骨蒸盗汗。

[刺灸法]直刺0.2~0.5寸；可灸。

7. 神门（HT7）输穴；原穴

[定位]在腕部，腕掌侧横纹尺侧端，尺侧腕屈肌腱的桡侧凹陷中（如图2-30）。

[功效]宁心安神，清心调气。

[主治]心痛、心烦、健忘失眠、惊悸怔忡、痴呆、癫狂痫证、目黄胁痛、掌中热、呕血、吐血、头痛、眩晕、失音。

[刺灸法]直刺0.2~0.5寸；可灸。

8. 少府（HT8）荥穴

[定位]在手掌面，第4、第5掌骨之间，握拳时当小指尖处（如图2-31）。

[功效]清心泻热，行气活血。

[主治]心悸、胸痛、小便不利、遗尿、阴痒、阴痛、手小指拘急、掌中热、善惊。

[刺灸法]直刺0.3~0.5寸。

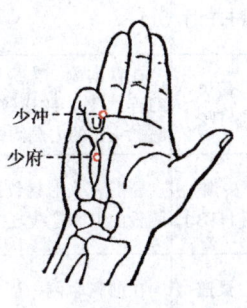

图2-31

9. 少冲（HT9）井穴

[定位] 在手小指末节桡侧，距指甲角0.1寸（如图2-31）。

[功效] 开窍，泻热，醒神。

[主治] 心悸、心痛、癫狂、热病、中风昏迷、臂内后廉痛。

[刺灸法] 浅刺0.1寸，或点刺出血；可灸。

【记忆小结1】手少阴心经穴位一览表（如表2-6）。

表2-6　手少阴心经穴位一览表

穴位	定位	主治
极泉* （HT1）	在腋窝顶点，腋动脉搏动处	上肢不遂、心痛、胸闷、胁肋胀痛、瘰疬、肩臂疼痛、咽干烦渴
青灵 （HT2）	在臂内侧，当极泉与少海的连线上，肘横纹上3寸，肱二头肌的内侧沟中	目黄、头痛、振寒、胁痛、肩臂痛
少海* （HT3）	屈肘，当肘横纹内侧端与肱骨内上髁连线之中点处	心痛、臂麻酸痛、手颤、健忘、暴喑、肘臂伸屈不利、瘰疬、腋胁痛
灵道 （HT4）	在前臂掌侧，当尺侧腕屈肌腱的桡侧，腕横纹上1.5寸	心痛、心悸怔忡、暴喑、舌强不语、头晕目眩、肘臂挛痛

续表

穴位	定位	主治
通里* (HT5)	在前臂掌侧,当尺侧腕屈肌腱的桡侧,腕横纹上1寸	暴喑、舌强不语、心悸怔忡、腕臂痛
阴郄* (HT6)	在前臂掌侧,当尺侧腕屈肌腱的桡侧,腕横纹上0.5寸	心痛、惊恐、心悸、吐血、衄血、失语、骨蒸盗汗
神门* (HT7)	在腕部,腕掌侧横纹尺侧端,尺侧腕屈肌腱的桡侧凹陷中	心痛、心烦、健忘失眠、惊悸怔忡、痴呆、癫狂痫证、目黄胁痛、掌中热、呕血、吐血、头痛、眩晕、失音
少府 (HT8)	在手掌面,第4、第5掌骨之间,握拳时当小指尖处	心悸、胸痛、小便不利、遗尿、阴痒、阴痛、手小指拘急、掌中热、善惊
少冲 (HT9)	在手小指末节桡侧,距指甲角0.1寸	心悸、心痛、癫狂、热病、中风昏迷、臂内后廉痛

【记忆小结2】手少阴心经穴位总图(如图2-32)。

【记忆重点】

(1)手少阴心经所属穴位歌诀:

　　九穴心经手少阴,极泉青灵少海深,

　　灵道通里少阴郄邃,神门少府少冲存。

(2)手少阴心经穴位主治概要:

①极泉、青灵可治心胸病、局部病。

②肘以下部位可治心胸病、神志病、局部病，泻心经火热，治疗心经所过头面五官病。

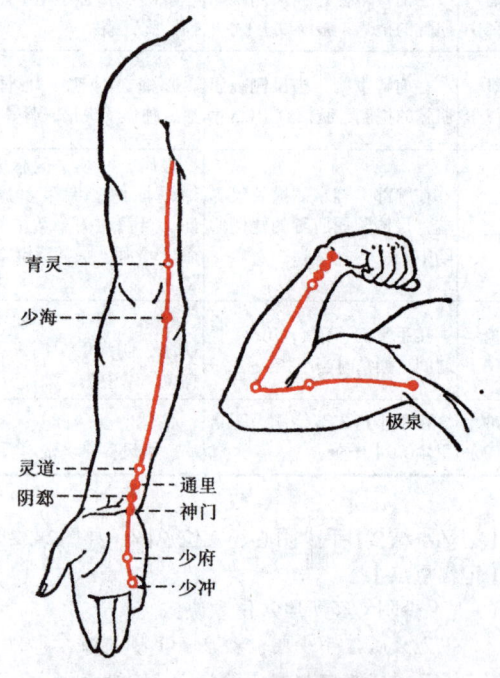

图2-32 手少阴心经穴位总图

六、手太阳小肠经所属穴位

1. 少泽（SI1）井穴

[定位] 在手小指末节尺侧，距指甲角0.1寸（如图2-33）。

[功效] 清热利窍，利咽通乳。

[主治] 头痛、目翳、咽喉肿痛、乳痈、乳汁少、昏迷、热病、耳鸣、耳聋、肩臂外后侧疼痛。

[刺灸法] 斜刺0.1寸，或点刺出血；可灸。

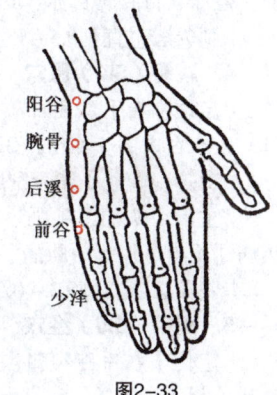

图2-33

2. 前谷（SI2）荥穴

[定位] 在手尺侧，微握拳，当小指本节（第5掌指关节）前的掌指横纹头赤白肉际（如图2-33）。

[功效] 疏肝清心，明目聪耳。

[主治] 热病汗不出、疟疾、癫狂、痫证、耳鸣、头痛、目痛、咽喉肿痛、乳少。

[刺灸法] 直刺0.2~0.3寸；可灸。

3. 后溪（SI3）输穴、八脉交会穴（通于督脉）

[定位] 在手掌尺侧，微握拳，当小指本节（第5指掌关节）后的远侧掌横纹头赤白肉际（如图2-33）。

［功效］清心解郁，清热截疟，散风舒筋。

［主治］头项强痛、耳聋、热病、疟疾、癫狂、痫证、盗汗、目眩、目赤、咽喉肿痛。

［刺灸法］直刺0.5~1寸；可灸。

4. 腕骨（SI4）原穴

［定位］在手掌尺侧，当第5掌骨基底与钩骨之间的凹陷处，赤白肉际（如图2-33）。

［功效］增液止渴，利胆退黄。

［主治］头痛、项强、耳鸣耳聋、目翳、指挛臂痛、热病汗不出、疟疾、胁痛。

［刺灸法］直刺0.3~0.5寸；可灸。

5. 阳谷（SI5）经穴

［定位］在手腕尺侧，当尺骨茎突与三角骨之间的凹陷处（如图2-33）。

［功效］清心宁神，明目聪耳。

［主治］头痛、目眩、耳鸣、耳聋、热病、癫狂痫、腕痛。

［刺灸法］直刺或斜刺0.5~0.8寸；可灸。

6. 养老（SI6）郄穴

［定位］在前臂背面尺侧，当尺骨小头近端桡侧凹陷中（如图2-34）。

［功效］舒筋增液，清上明目。

［主治］目视不明、肩臂疼痛。

［刺灸法］直刺或斜刺0.5~0.8寸；可灸。

7. 支正（SI7）络穴

[定位]在前臂背面尺侧，当阳谷与小海的连线上，腕背横纹上5寸（如图2-34）。

[功效]清热解表，疏肝宁神。

[主治]项强、肘挛、手指痛、头痛、热病、目眩、好笑善忘、消渴。

[刺灸法]直刺0.3~0.8寸；可灸。

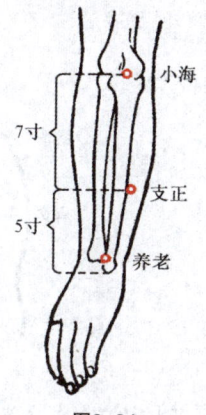

图2-34

8. 小海（SI8）合穴

[定位]在肘内侧，当尺骨鹰嘴与肱骨内上髁之间凹陷处（如图2-34）。

[功效]清热祛风，疏肝安神。

[主治]肘臂疼痛、癫痫、耳鸣、耳聋。

[刺灸法]直刺0.3~0.5寸；可灸。

9. 肩贞（SI9）

[定位]在肩关节后下方，臂内收时，腋后纹头上1寸（指寸）（如图2-35）。

[功效]祛风止痛，化痰消肿。

[主治]肩胛痛、手臂麻痛、上肢不举、缺盆中痛。

[刺灸法]直刺1~1.5寸；可灸。

10. 臑俞（SI10）

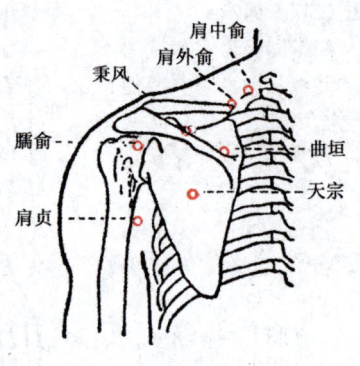

图2-35

[定位] 在肩部,当腋后横纹直上,肩胛冈下缘凹陷中(如图2-35)。

[功效] 散风化痰,舒筋活络。

[主治] 肩臂疼痛、瘰疬。

[刺灸法] 直刺0.8~1.2寸;可灸。

11. 天宗(SI11)

[定位] 在肩胛部,当冈下窝中央凹陷处,与第4胸椎相平(如图2-35)。

[功效] 肃降肺气,舒筋活络。

[主治] 肩胛疼痛、肘臂后外侧疼痛、气喘、乳痈。

[刺灸法] 直刺或斜刺0.5~1寸;可灸。

12. 秉风(SI12)

[定位] 在肩胛部冈上窝中央,天宗直上,举臂有凹

陷处（如图2-35）。

[功效] 舒筋通络，散风止痛。

[主治] 肩臂疼痛、上肢酸麻。

[刺灸法] 直刺0.5~1寸；可灸。

13. 曲垣（yuán）（SI13）

[定位] 在肩胛部，冈上窝内侧端，当臑俞与第2胸椎棘突连线的中点处（如图2-35）。

[功效] 舒筋活络，散风止痛。

[主治] 肩胛部疼痛、拘挛。

[刺灸法] 直刺0.3~0.5寸；可灸。

14. 肩外俞（SI14）

[定位] 在背部，当第1胸椎棘突下，旁开3寸（如图2-35）。

[功效] 舒筋活络。

[主治] 肩背酸痛、颈项强急。

[刺灸法] 斜刺0.5~0.8寸；可灸。

15. 肩中俞（SI15）

[定位] 在背部，当第7颈椎棘突下，旁开2寸（如图2-35）。

[功效] 疏风解表，宣肺止咳。

[主治] 肩背疼痛、咳嗽、哮喘。

[刺灸法] 斜刺0.5~0.8寸；可灸。

16. 天窗（SI16）

[定位] 在颈外侧部，胸锁乳突肌的后缘，扶突

后，与喉结相平（如图2-36）。

[功效] 聪耳利窍，熄风宁神。

[主治] 耳鸣、耳聋、咽喉肿痛、颈项强痛、暴喑、瘾疹、癫狂。

[刺灸法] 直刺0.3~0.5寸；可灸。

17. 天容（SI17）

[定位] 在颈外侧部，当下颌角的后方，胸锁乳突肌的前缘凹陷中（如图2-36）。

[功效] 利咽消肿，聪耳降逆。

[主治] 耳鸣、耳聋、咽喉肿痛、颈项强痛。

[刺灸法] 直刺0.5~1寸；可灸。

18. 颧髎（SI18）

[定位] 在面部，当目外眦直下，颧骨下缘凹陷处（如图2-37）。

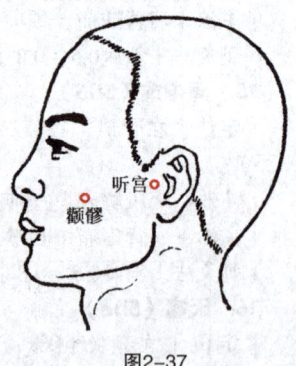

图2-37

[功效]清热消肿，祛风镇痉。

[主治]口眼㖞斜、眼睑瞤动、齿痛、唇肿。

[刺灸法]直刺0.3~0.5寸，或斜刺0.5~1寸；可灸。

19. 听宫（SI19）

[定位]在面部，耳屏前，下颌骨髁状突的后方，张口时呈凹陷处（如图2-37）。

[功效]开窍聪耳。

[主治]耳鸣、耳聋、聤（tīng）耳、齿痛、癫狂痫。

[刺灸法]张口，直刺0.5~1寸；可灸。

【记忆小结1】手太阳小肠经穴位一览表（如表2-7）。

表2-7 手太阳小肠经穴位一览表

穴位	定位	主治
少泽* （SI1）	在手小指末节尺侧，距指甲角0.1寸	头痛、目翳、咽喉肿痛、乳痈、乳汁少、昏迷、热病、耳鸣、耳聋、肩臂外后侧疼痛
前谷 （SI2）	在手尺侧，微握拳，当小指本节（第5掌指关节）前的掌指横纹头赤白肉际	热病汗不出、疟疾、癫狂、痫证、耳鸣、头痛、目痛、咽喉肿痛、乳少
后溪* （SI3）	在手掌尺侧，微握拳，当小指本节（第5指掌关节）后的远侧掌横纹头赤白肉际	头项强痛、耳聋、热病、疟疾、癫狂、痫证、盗汗、目眩、目赤、咽喉肿痛

续表

穴 位	定 位	主 治
腕骨* (SI4)	在手掌尺侧，当第5掌骨基底与钩骨之间的凹陷处，赤白肉际	头痛、项强、耳鸣耳聋、目翳、指挛臂痛、热病汗不出、疟疾、胁痛
阳谷 (SI5)	在手腕尺侧，当尺骨茎突与三角骨之间的凹陷处	头痛、目眩、耳鸣、耳聋、热病、癫狂痫、腕痛
养老 (SI6)	在前臂背面尺侧，当尺骨小头近端桡侧凹陷中	目视不明、肩臂疼痛
支正* (SI7)	在前臂背面尺侧，当阳谷与小海的连线上，腕背横纹上5寸	项强、肘挛、手指痛、头痛、热病、目眩、好笑善忘、消渴
小海* (SI8)	在肘内侧，当尺骨鹰嘴与肱骨内上髁之间凹陷处	肘臂疼痛、癫痫、耳鸣、耳聋
肩贞 (SI9)	在肩关节后下方，臂内收时，腋后纹头上1寸（指寸）	肩胛痛、手臂麻痛、上肢不举、缺盆中痛
臑俞 (SI10)	在肩部，当腋后横纹直上，肩胛冈下缘凹陷中	肩臂疼痛、瘰疬
天宗* (SI11)	在肩胛部，当冈下窝中央凹陷处，与第4胸椎相平	肩胛疼痛、肘臂后外侧疼痛、气喘、乳痈
秉风 (SI12)	在肩胛部冈上窝中央，天宗直上，举臂有凹陷处	肩臂疼痛、上肢酸麻

续表

穴位	定位	主治
曲垣 (SI13)	在肩胛部,冈上窝内侧端,当臑俞与第2胸椎棘突连线的中点处	肩胛部疼痛、拘挛
肩外俞* (SI14)	在背部,当第1胸椎棘突下,旁开3寸	肩背酸痛、颈项强急
肩中俞 (SI15)	在背部,当第7颈椎棘突下,旁开2寸	肩背疼痛、咳嗽、哮喘
天窗 (SI16)	在颈外侧部,胸锁乳突肌的后缘,扶突后,与喉结相平	耳鸣、耳聋、咽喉肿痛、颈项强痛、暴喑、瘾疹、癫狂
天容 (SI17)	在颈外侧部,当下颌角的后方,胸锁乳突肌的前缘凹陷中	耳鸣、耳聋、咽喉肿痛、颈项强痛
颧髎* (SI18)	在面部,当目外眦直下,颧骨下缘凹陷处	口眼㖞斜、眼睑瞤动、齿痛、唇肿
听宫* (SI19)	在面部,耳屏前,下颌骨髁状突的后方,张口时呈凹陷处	耳鸣、耳聋、聤耳、齿痛、癫狂痫

【记忆小结2】 手太阳小肠经穴位总图(如图2-38)。

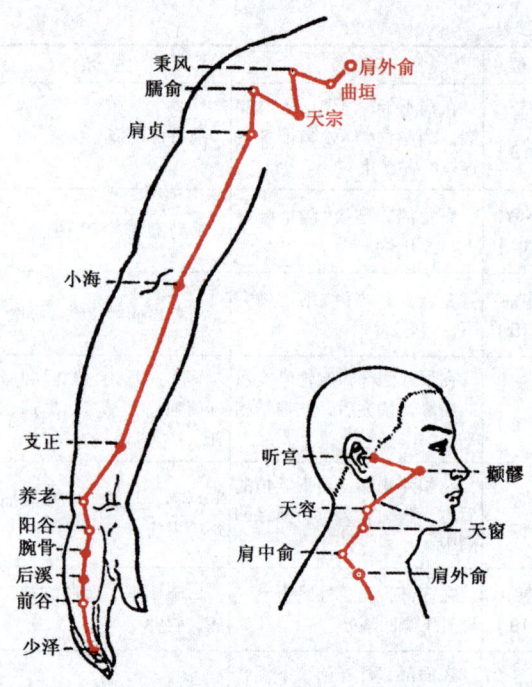

图2-38 手太阳小肠经穴位总图

【记忆重点】

（1）手太阳小肠经所属穴位歌诀：

手太阳穴一十九，少泽前谷后溪数，
腕骨阳谷养老强，支正小海外辅肘，

肩贞臑俞接天宗，臑外秉风曲垣首，
　　肩外俞连肩中俞，天窗巧与天容偶，
　　锐骨之尖上颧髎，听宫耳前珠上走。

（2）手太阳小肠经穴位主治概要：

①腕以下穴位：小肠经所过头面五官病、热病、部分神志病、项强、局部病（少泽通乳）。

②腕至肘的穴位：热病、头目疾患、面颊病、上肢病、癫狂痫、局部病变。

③肩周围及颈项、头面穴位：局部病变。

七、足太阳膀胱经所属穴位

1. 睛明（BL1）

[定位] 在面部，目内眦角稍上方凹陷处（如图2-39）。

[功效] 祛风，清热，明目。

[主治] 目赤肿痛、迎风流泪、胬（nǔ）肉攀睛、视物不明、近视、夜盲、目翳。

[刺灸法] 嘱闭目，医者左手轻推眼球向外侧固定，右

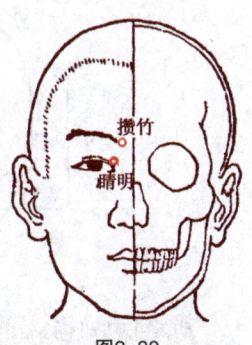

图2-39

手缓慢进针，紧靠眶缘直刺0.3～0.5寸；不宜灸。针刺本穴容易引起内出血，出针后需用消毒干棉球按压片刻。不捻转，不提插（或只轻微地捻转和提插）。

2. 攒(cuán)竹(BL2)

[定位] 在面部,当眉头凹陷中,眶上切迹处(如图2-39)。

[功效] 清热明目,散风镇痉。

[主治] 前额痛,眉棱骨痛、目眩、目视不明、目赤肿痛、近视、眼睑瞤动、面瘫。

[刺灸法] 平刺0.5~0.8寸;**不宜灸**。

3. 眉冲(BL3)

[定位] 在头部,当攒竹直上入发际0.5寸,神庭与曲差连线之间(如图2-40)。

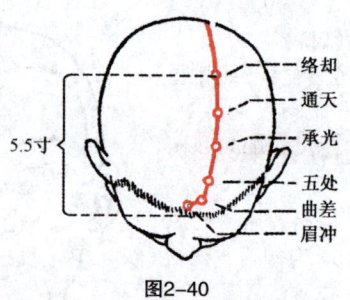

图2-40

[功效] 祛风通窍,明目醒神。

[主治] 痫证、头痛、眩晕、目视不明、鼻塞。

[刺灸法] 平刺0.3~0.5寸;不宜灸。

4. 曲差(BL4)

[定位] 在头部,当前发际正中直上0.5寸,旁开

1.5寸,即神庭与头维连线的内1/3与中1/3交点上(如图2-40)。

[功效]祛风,明目,通络。

[主治]头痛、眩晕、目视不明、目痛、鼻塞。

[刺灸法]平刺0.5~0.8寸;可灸。

5. 五处(BL5)

[定位]在头部,当前发际正中直上1寸,旁开1.5寸(如图2-40)。

[功效]散风清热,明目镇痉。

[主治]头痛、目眩、目视不明。

[刺灸法]平刺0.5~0.8寸;可灸。

6. 承光(BL6)

[定位]在头部,当前发际正中直上2.5寸,旁开1.5寸(如图2-40)。

[功效]祛风,明目,降逆。

[主治]头痛、目眩、呕吐烦心、目视不明、鼻塞多涕、癫痫。

[刺灸法]平刺0.5~0.8寸;可灸。

7. 通天(BL7)

[定位]在头部,当前发际正中直上4寸,旁开1.5寸(如图2-40)。

[功效]祛风通窍,利鼻。

[主治]头痛、头重、眩晕、鼻塞、鼻渊。

[刺灸法]平刺0.3~0.5寸;可灸。

8. 络却（BL8）

［定位］在头部，当前发际正中直上5.5寸，旁开1.5寸（如图2-40）。

［功效］熄风明目，清心安神。

［主治］眩晕、耳鸣、鼻塞、癫狂、痫证、目视不明。

［刺灸法］平刺0.3~0.5寸；可灸。

9. 玉枕（BL9）

［定位］在后头部，当后发际正中直上2.5寸，旁开1.3寸，平枕外隆凸上缘的凹陷处（如图2-41）。

［功效］祛风，通窍，明目。

［主治］头痛、目痛、鼻塞、呕吐。

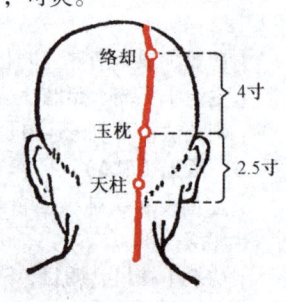

图2-41

［刺灸法］平刺0.3~0.5寸；可灸。

10. 天柱（BL10）

［定位］在项部，大筋（斜方肌）外缘之后发际凹陷中，约当后发际正中旁开1.3寸（如图2-41）。

［功效］疏风通络，熄风宁神。

［主治］头痛、项强、眩晕、目赤肿痛、肩背痛、鼻塞。

［刺灸法］直刺或斜刺0.5~0.8寸，**不可向内上方深刺**；可灸。

11. 大杼（zhù）(BL11) 八会穴之骨会

[定位] 在背部，当第1胸椎棘突下，旁开1.5寸（如图2-42）。

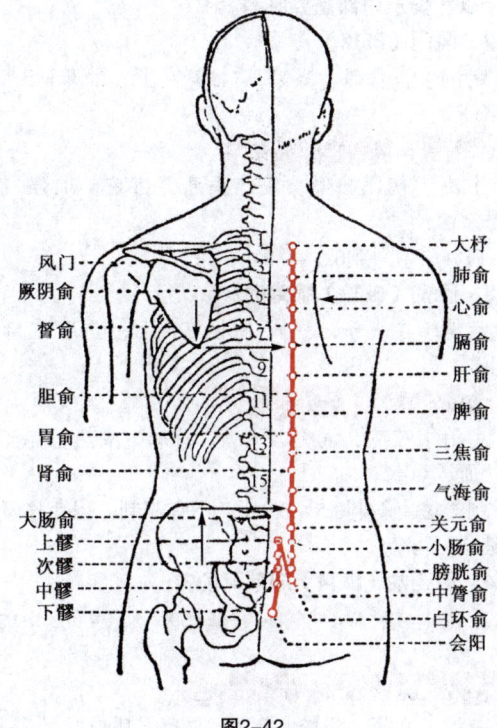

图2-42

[功效]宣肺清热，疏风通络，强筋壮骨。

[主治]咳嗽、发热、头痛、肩背痛、颈项拘急。

[刺灸法]斜刺0.5~0.8寸；可灸。**本经背部诸穴不宜深刺，以免伤及内部重要脏器。**

12. 风门（BL12）

[定位]在背部，当第2胸椎棘突下，旁开1.5寸（如图2-42）。

[功效]祛风，宣肺解表。

[主治]伤风咳嗽、发热头痛、目眩、项强、胸背痛、鼻塞多涕。

[刺灸法]斜刺0.5~0.8寸；可灸。

13. 肺俞（BL13）肺背俞穴

[定位]在背部，当第3胸椎棘突下，旁开1.5寸（如图2-42）。

[功效]宣肺，平喘，理气。

[主治]咳嗽、气喘、胸满、背痛、潮热、盗汗、骨蒸、吐血、鼻塞。

[刺灸法]斜刺0.5~0.8寸，**不宜深刺，以免伤及内部重要脏器**；可灸。

14. 厥阴俞（BL14）心包背俞穴

[定位]在背部，当第4胸椎棘突下，旁开1.5寸（如图2-42）。

[功效]宽胸理气，宁心安神。

[主治]心痛、心悸、胸闷、咳嗽、呕吐。

[刺灸法]斜刺0.5~0.8寸；**不宜深刺，以免伤及内部重要脏器**；可灸。

15. 心俞（BL15）心背俞穴

[定位]在背部，当第5胸椎棘突下，旁开1.5寸（如图2-42）。

[功效]宽胸理气，宁心通络。

[主治]癫狂、痫证、惊悸、失眠、健忘、心烦、咳嗽、吐血、梦遗、心痛、胸背痛。

[刺灸法]斜刺0.5~0.8寸，**不宜深刺，以免伤及内部重要脏器**；可灸。

16. 督俞（BL16）

[定位]在背部，当第6胸椎棘突下，旁开1.5寸（如图2-42）。

[功效]宽胸理气。

[主治]心痛、腹痛、腹胀、肠鸣、呃逆。

[刺灸法]斜刺0.5~0.8寸；**不宜深刺，以免伤及内部重要脏器**；可灸。

17. 膈俞（BL17）八会穴之血会

[定位]在背部，当第7胸椎棘突下，旁开1.5寸（如图2-42）。

[功效]宽胸理气，和血止血。

[主治]胃脘痛、呕吐、呃逆、饮食不下、咳嗽、吐血、潮热、盗汗。

[刺灸法]斜刺0.5~0.8寸；**不宜深刺，以免伤及内部**

重要脏器；可灸。

18. 肝俞（BL18）肝背俞穴

［定位］在背部，当第9胸椎棘突下，旁开1.5寸（如图2-42）。

［功效］疏肝，利胆，明目，镇静，和血。

［主治］黄疸、胁痛、吐血、目赤、目视不明、眩晕、夜盲、癫狂、痫证、背痛。

［刺灸法］斜刺0.5~0.8寸，**不宜深刺，以免伤及内部重要脏器**；可灸。

19. 胆俞（BL19）胆背俞穴

［定位］在背部，当第10胸椎棘突下，旁开1.5寸（如图2-42）。

［功效］清热利胆。

［主治］黄疸、胁痛、呕吐、食不化、口苦。

［刺灸法］斜刺0.5~0.8寸；**不宜深刺，以免伤及内部重要脏器**；可灸。

20. 脾俞（BL20）脾背俞穴

［定位］在背部，当第11胸椎棘突下，旁开1.5寸（如图2-42）。

［功效］健脾，和胃，化湿。

［主治］腹胀、泻泄、呕吐、胃痛、消化不良、水肿、背痛、黄疸。

［刺灸法］直刺0.5~1寸；可灸。

21. 胃俞（BL21）胃背俞穴

［定位］在背部，当第12胸椎棘突下，旁开1.5寸（如图2-42）。

［功效］理中，和胃，降逆。

［主治］胃脘痛、腹胀、呕吐、完谷不化、肠鸣、胸胁痛

［刺灸法］直刺0.5~1寸；可灸。

22. 三焦俞（BL22）三焦背俞穴

［定位］在腰部，当第1腰椎棘突下，旁开1.5寸（如图2-42）。

［功效］调三焦，利水道。

［主治］胃脘痛、腹胀、呕吐、完谷不化、肠鸣、胸胁痛。

［刺灸法］直刺0.5~1寸；可灸。

23. 肾俞（BL23）肾背俞穴

［定位］在腰部，当第2腰椎棘突下，旁开1.5寸（如图2-42）。

［功效］补肾益气，通阳利水。

［主治］遗精、阳痿、早泄、不孕、不育、遗尿、月经不调、白带、腰背酸痛、头昏、耳鸣、耳聋、小便不利、水肿、咳喘少气。

［刺灸法］直刺0.5~1寸；可灸。

24. 气海俞（BL24）

［定位］在腰部，当第3腰椎棘突下，旁开1.5寸（如图2-42）。

[功效]补气益肾,健腰调经。

[主治]腰痛、痛经、肠鸣、痔疾。

[刺灸法]直刺0.5~1寸;可灸。

25. 大肠俞(BL25)大肠背俞穴

[定位]在腰部,当第4腰椎棘突下,旁开1.5寸(如图2-42)。

[功效]调理肠胃,泻热通便,强健腰膝。

[主治]腰脊疼痛、腹痛、腹胀、泻泄、便秘、痢疾。

[刺灸法]直刺0.5~1.2寸;可灸。

26. 关元俞(BL26)

[定位]在腰部,当第5腰椎棘突下,旁开1.5寸(如图2-42)。

[功效]壮腰培元,通调二便。

[主治]腹胀、泻泄、小便不利、遗尿、消渴、腰痛。

[刺灸法]直刺0.5~1.2寸;可灸。

27. 小肠俞(BL27)小肠背俞穴

[定位]在骶部,当骶正中嵴(jí)旁1.5寸,平第1骶后孔(如图2-42)。

[功效]通调二便,清利湿热。

[主治]遗精、遗尿、白带、小腹胀痛、泻泄、痢疾、腰腿痛。

[刺灸法]直刺0.8~1.2寸;可灸。

28. 膀胱俞（BL28）膀胱背俞穴

［定位］在骶部，当骶正中嵴旁1.5寸，平第2骶后孔（如图2-42）。

［功效］通利膀胱，疏经活络。

［主治］遗尿、遗精、小便不利、泻泄、腰骶部疼痛。

［刺灸法］直刺0.8~1.2寸；可灸。

29. 中膂（lǚ）俞（BL29）

［定位］在骶部，当骶正中嵴旁1.5寸，平第3骶后孔（如图2-42）。

［功效］益肾健腰，通肠理气。

［主治］腰脊痛、消渴、痢疾。

［刺灸法］直刺0.8~1.2寸；可灸。

30. 白环俞（BL30）

［定位］在骶部，当骶正中嵴旁1.5寸，平第4骶后孔（如图2-42）。

［功效］利湿健腰，益肾调经。

［主治］腰腿痛、白带、遗精、月经不调。

［刺灸法］直刺0.8~1.2寸；可灸。

31. 上髎（BL31）

［定位］在骶部，当髂后上棘与后正中线之间，适对第1骶后孔处（如图2-42）。

［功效］健腰调经，清利下焦。

［主治］腰痛、月经不调、带下、遗精、阳痿、大小便不利。

［刺灸法］直刺1~1.5寸；可灸。

32. 次髎（BL32）

［定位］在骶部，当髂后上棘内下方，适对第2骶后孔处（如图2-42）。

［功效］健腰调经，清利下焦。

［主治］腰痛、月经不调、痛经、小便不利、遗精、遗尿、下肢痿痹。

［刺灸法］直刺1~1.5寸；可灸。

33. 中髎（BL33）

［定位］在骶部，当次髎下内方，适对第3骶后孔处（如图2-42）。

［功效］健腰调经，清利下焦。

［主治］腰痛、月经不调、小便不利、赤白带下、便秘。

［刺灸法］直刺1~1.5寸；可灸。

34. 下髎（BL34）

［定位］在骶部，当中髎下内方，适对第4骶后孔处（如图2-42）。

［功效］健腰调便，清利下焦。

［主治］腰痛、小便不利、肠鸣、便秘、小腹痛。

［刺灸法］直刺1~1.5寸；可灸。

35. 会阳（BL35）

［定位］在骶部，尾骨尖旁开0.5寸（如图2-42）。

［功效］益肾固带，通理二便。

[主治]阳痿、遗精、带下、痢疾、泻泄、痔疾。

[刺灸法]直刺0.8~1.2寸；可灸。

36. 承扶（BL36）

[定位]在大腿后面，臀下横纹的中点（如图2-43）。

[功效]消痔通便，舒筋活络。

[主治]腰骶臀股部疼痛、痔疾。

[刺灸法]直刺1~2.5寸；可灸。

37. 殷门（BL37）

[定位]在大腿后面，承扶与委中连线上，承扶下6寸（如图2-43）。

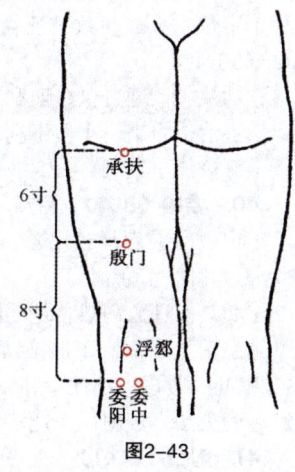

图2-43

[功效]疏通经络，强健腰腿。

[主治]腰腿痛、下肢痿痹。

[刺灸法]直刺1~2寸；可灸。

38. 浮郄（BL38）

[定位]在腘横纹外侧端，委阳上1寸，股二头肌腱内侧（如图2-43）。

[功效]舒筋通络，清热解痉。

[主治]膝腘部疼痛、麻木、挛急。

［刺灸法］直刺1~1.5寸；可灸。

39. 委阳（BL39）三焦下合穴
［定位］在腘横纹外侧端，当股二头肌腱的内侧（如图2-43）。

［功效］调理气机，通利三焦。

［主治］腹满、小便不利、腰脊强痛、下肢挛痛。

［刺灸法］直刺1~1.5寸；可灸。

40. 委中（BL40）合穴、膀胱下合穴
［定位］在腘横纹中点，当股二头肌腱与半腱肌腱的中间（如图2-43）。

［功效］理血泻热，舒筋活络。

［主治］腰痛、下肢痿痹、中风昏迷、半身不遂、腹痛、呕吐、腹泻、小便不利、遗尿、丹毒。

［刺灸法］直刺1~1.5寸，或用三棱针点刺腘静脉出血。

41. 附分（BL41）
［定位］在背部，当第2胸椎棘突下，旁开3寸（如图2-44）。

［功效］疏风散寒，舒筋活络。

［主治］肩背拘急、颈项强痛、肘臂麻木。

［刺灸法］斜刺0.5~0.8寸；可灸。

42. 魄户（BL42）
［定位］在背部，当第3胸椎棘突下，旁开3寸（如图2-44）。

［功效］止咳平喘，利肺通络。

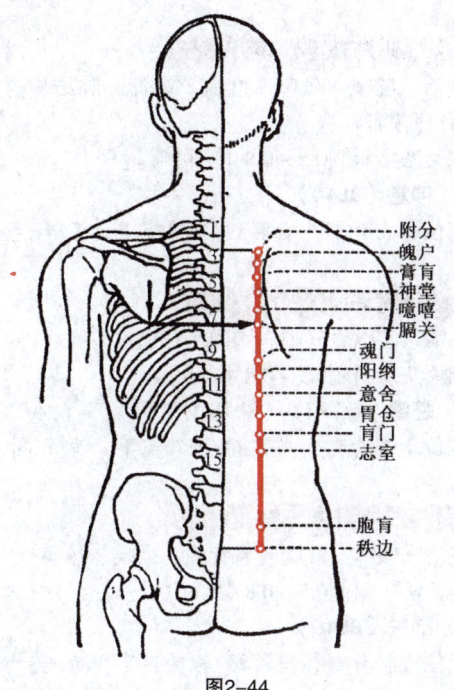

图2-44

［主治］咳嗽、气喘、肺结核、肩背痛。
［刺灸法］斜刺0.5～0.8寸；可灸。

43. 膏肓（BL43）

［定位］在背部，当第4胸椎棘突下，旁开3寸（如图

2-44)。

[功效] 理肺补虚，养阴调心。

[主治] 咳嗽、气喘、吐血、盗汗、肺结核、健忘、遗精、肩胛背痛。

[刺灸法] 斜刺0.5~0.8寸；可灸。

44. 神堂（BL44）

[定位] 在背部，当第5胸椎棘突下，旁开3寸（如图2-44）。

[功效] 宽胸理气，宁心定喘。

[主治] 咳嗽、气喘、胸闷、背痛。

[刺灸法] 斜刺0.5~0.8寸；可灸。

45. 噫嘻（yīxī）（BL45）

[定位] 在背部，当第6胸椎棘突下，旁开3寸（如图2-44）。

[功效] 理气止痛，清热宣肺。

[主治] 咳嗽、气喘、肩背痛、疟疾、热病。

[刺灸法] 斜刺0.5~0.8寸；可灸。

46. 膈关（BL46）

[定位] 在背部，当第7胸椎棘突下，旁开3寸（如图2-44）。

[功效] 宽胸理气，和胃降逆。

[主治] 呕吐、嗳气、食不下、胸闷、脊背强痛。

[刺灸法] 斜刺0.5~0.8寸；可灸。

47. 魂门（BL47）

［定位］在背部，当第9胸椎棘突下，旁开3寸（如图2-44）。

［功效］疏肝利胆，和中健胃。

［主治］胸胁痛、呕吐、背痛。

［刺灸法］斜刺0.5~0.8寸；可灸。

48. 阳纲（BL48）

［定位］在背部，当第10胸椎棘突下，旁开3寸（如图2-44）。

［功效］疏肝利胆，健脾化湿。

［主治］肠鸣、泻泄、黄疸、消渴、腹痛。

［刺灸法］斜刺0.5~0.8寸；可灸。

49. 意舍（BL49）

［定位］在背部，当第11胸椎棘突下，旁开3寸（如图2-44）。

［功效］健脾化湿，和中利胆。

［主治］腹胀、肠鸣、呕吐、食不下。

［刺灸法］斜刺0.5~0.8寸；可灸。

50. 胃仓（BL50）

［定位］在背部，当第12胸椎棘突下，旁开3寸（如图2-44）。

［功效］健脾和胃，理气消食。

［主治］胃脘痛、腹胀、消化不良、水肿、背痛。

［刺灸法］斜刺0.5~0.8寸；可灸。

51. 肓门（BL51）

［定位］在腰部，当第1腰椎棘突下，旁开3寸（如图2-44）。

［功效］调气散瘀，通经活络。

［主治］腹痛、便秘、痞块、乳疾。

［刺灸法］斜刺0.5～0.8寸；可灸。

52. 志室（BL52）

［定位］在腰部，当第2腰椎棘突下，旁开3寸（如图2-44）。

［功效］益肾固精，壮腰强身。

［主治］遗精、阳痿、阴痛、小便不利、水肿、腰脊强痛。

［刺灸法］直刺0.5～1寸；可灸。

53. 胞肓（BL53）

［定位］在臀部，平第2骶后孔，骶正中嵴旁开3寸（如图2-44）。

［功效］清热利湿，通调二便。

［主治］肠鸣、腹胀、腰痛、小便不利、阴肿。

［刺灸法］直刺0.8～1.2寸；可灸。

54. 秩（zhì）边（BL54）

［定位］在臀部，平第4骶后孔，骶正中嵴旁开3寸（如图2-44）。

［功效］清利下焦，通经活络。

［主治］腰腿痛、下肢痿痹、阴痛、痔疾。

［刺灸法］直刺1.5～3寸；可灸。

55. 合阳（BL55）

[定位] 在小腿后面，当委中与承山的连线上，委中下2寸（如图2-45）。

[功效] 调理下焦，通经活络。

[主治] 腰脊强痛、下肢痿痹、疝气、崩漏。

[刺灸法] 直刺1~2寸；可灸。

56. 承筋（BL56）

[定位] 在小腿后面，当委中与承山的连线上，腓肠肌肌腹中央，委中下5寸（如图2-45）。

[功效] 理气消痔，舒筋止痛。

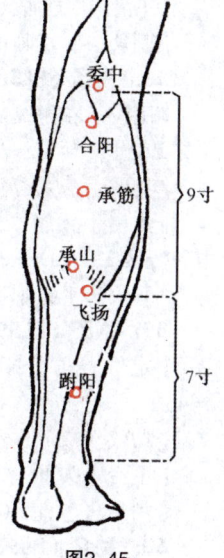

图2-45

[主治] 小腿痛、霍乱转筋、痔疾、腰背拘急。

[刺灸法] 直刺1~2寸；可灸。

57. 承山（BL57）

[定位] 在小腿后面正中，委中与昆仑之间，当伸直小腿或足上提时腓肠肌肌腹下出现尖角凹陷处（如图2-45）。

[功效] 舒筋活络，理气消痔。

［主治］腰背痛、小腿转筋、痔疾、便秘、腹痛、疝气。

［刺灸法］直刺1～2寸；可灸。

58. 飞扬（BL58）络穴

［定位］在小腿后面，当外踝后昆仑直上7寸，承山外下方1寸处（如图2-45）。

［功效］祛风清热，宁神通络。

［主治］头痛、目眩、鼻塞、鼻衄、腰背痛、腿软无力、痔瘘（lòu）、癫狂。

［刺灸法］直刺1～1.5寸；可灸。

59. 跗阳（BL59）阳跷郄穴

［定位］在小腿后面，当外踝后昆仑直上3寸（如图2-45）。

［功效］祛风化湿，通经活络。

［主治］头重、头痛、腰腿痛、下肢瘫痪、外踝红肿。

［刺灸法］直刺0.8～1.2寸；可灸。

60. 昆仑（BL60）经穴

［定位］在足部外踝后方，当外踝尖与跟腱之间凹陷处（如图2-46）。

［功效］清热镇痉，通络催产。

［主治］头痛、项强、目眩、鼻衄、疟疾、肩背拘急、腰痛、脚跟痛、小儿痫证、难产。

［刺灸法］直刺0.5～0.8寸，可灸。

61. 仆（pú）参（BL61）

［定位］在足外踝部后下方，昆仑穴直下，跟骨外侧

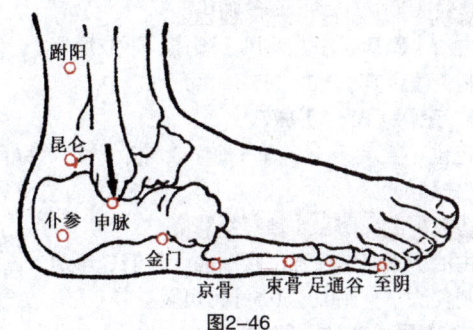

图2-46

赤白肉际处（如图2-46）。

[功效] 舒筋通络，强脑镇静。

[主治] 下肢痿痹、足跟痛、霍乱转筋、癫痫、脚气、膝肿。

[刺灸法] 直刺0.3~0.5寸；可灸。

62. 申脉（BL62）八脉交会穴（通阳跷脉）

[定位] 在足外侧部，外踝直下方凹陷中（如图2-46）。

[功效] 镇静安神，舒筋通络。

[主治] 痫证、癫狂、头痛、失眠、眩晕、腰痛、目赤痛、项强。

[刺灸法] 直刺0.3~0.5寸；可灸。

63. 金门（BL63）郄穴

[定位] 在足外侧，当外踝前缘直下，骰（tóu）骨下缘处（如图2-46）。

［功效］安神定惊，舒筋通络。

［主治］癫痫、小儿惊风、腰痛、下肢痹痛。

［刺灸法］直刺0.3~0.5寸；可灸。

64. 京骨（BL64）原穴

［定位］在足外侧，第5跖骨粗隆下方，赤白肉际处（如图2-46）。

［功效］清头明目，镇痉舒筋。

［主治］头痛、项强、腰腿痛、目翳、癫痫。

［刺灸法］直刺0.3~0.5寸；可灸。

65. 束骨（BL65）输穴

［定位］在足外侧，足小趾本节（第5跖趾关节）的后方，赤白肉际处（如图2-46）。

［功效］祛风清热，宁心通络。

［主治］头痛、项强、目眩、癫狂、腰背痛、下肢后侧痛。

［刺灸法］直刺0.2~0.5寸；可灸。

66. 足通谷（BL66）荥穴

［定位］在足外侧，足小趾本节（第5跖趾关节）的前方，赤白肉际处（如图2-46）。

［功效］祛风清热，宁神通络。

［主治］头痛、项强、目眩、鼻衄、癫狂。

［刺灸法］直刺0.2~0.3寸；可灸。

67. 至阴（BL67）井穴

［定位］在足小趾末节外侧，距趾甲角0.1寸（指寸）（如图2-46）。

[功效] 通窍活络,舒筋转胎。

[主治] 头痛、鼻塞、鼻衄、目痛、胞衣不下、胎位不正、难产。

[刺灸法] 浅刺0.1寸。胎位不正用灸法。

【记忆小结1】足太阳膀胱经穴位一览表(见表2-8)。

表2-8 足太阳膀胱经穴位一览表

穴位	定位	主治
睛明* (BL1)	在面部,目内眦角稍上方凹陷处	目赤肿痛、迎风流泪、胬肉攀睛、视物不明、近视、夜盲、目翳
攒竹* (BL2)	在面部,当眉头凹陷中,眶上切迹处	前额痛,眉棱骨痛、目眩、目视不明、目赤肿痛、近视、眼睑𝍠动、面瘫
眉冲 (BL3)	在头部,当攒竹直上入发际0.5寸,神庭与曲差连线之间	痫证、头痛、眩晕、目视不明、鼻塞
曲差 (BL4)	在头部,当前发际正中直上0.5寸,旁开1.5寸,即神庭与头维连线的内1/3与中1/3交点上	头痛、眩晕、目视不明、目痛、鼻塞
五处 (BL5)	在头部,当前发际正中直上1寸,旁开1.5寸	头痛、目眩、目视不明

147

续表

穴 位	定 位	主 治
承光* (BL6)	在头部,当前发际正中直上2.5寸,旁开1.5寸	头痛、目眩、呕吐烦心、目视不明、鼻塞多涕、癫痫
通天 (BL7)	在头部,当前发际正中直上4寸,旁开1.5寸	头痛、头重、眩晕、鼻塞、鼻渊
络却 (BL8)	在头部,当前发际正中直上5.5寸,旁开1.5寸	眩晕、耳鸣、鼻塞、癫狂、痫证、目视不明
玉枕 (BL9)	在后头部,当后发际正中直上2.5寸,旁开1.3寸,平枕外隆凸上缘的凹陷处	头痛、目痛、鼻塞、呕吐
天柱* (BL10)	在项部,大筋(斜方肌)外缘之后发际凹陷中,约当后发际正中旁开1.3寸	头痛、项强、眩晕、目赤肿痛、肩背痛、鼻塞
大杼* (BL11)	在背部,当第1胸椎棘突下,旁开1.5寸	咳嗽、发热、头痛、肩背痛、颈项拘急
风门* (BL12)	在背部,当第2胸椎棘突下,旁开1.5寸	伤风咳嗽、发热头痛、目眩、项强、胸背痛、鼻塞多涕
肺俞* (BL13)	在背部,当第3胸椎棘突下,旁开1.5寸	咳嗽、气喘、胸满、背痛、潮热、盗汗、骨蒸、吐血、鼻塞
厥阴俞 (BL14)	在背部,当第4胸椎棘突下,旁开1.5寸	心痛、心悸、胸闷、咳嗽、呕吐

续表

穴 位	定 位	主 治
心俞* (BL15)	在背部,当第5胸椎棘突下,旁开1.5寸	癫狂、痫证、惊悸、失眠、健忘、心烦、咳嗽、吐血、梦遗、心痛、胸背痛
督俞 (BL16)	在背部,当第6胸椎棘突下,旁开1.5寸	心痛、腹痛、腹胀、肠鸣、呃逆
膈俞* (BL17)	在背部,当第7胸椎棘突下,旁开1.5寸	胃脘痛、呕吐、呃逆、饮食不下、咳嗽、吐血、潮热、盗汗
肝俞* (BL18)	在背部,当第9胸椎棘突下,旁开1.5寸	黄疸、胁痛、吐血、目赤、目视不明、眩晕、夜盲、癫狂、痫证、背痛
胆俞* (BL19)	在背部,当第10胸椎棘突下,旁开1.5寸	黄疸、胁痛、呕吐、食不化、口苦
脾俞* (BL20)	在背部,当第11胸椎棘突下,旁开1.5寸	腹胀、泻泄、呕吐、胃痛、消化不良、水肿、背痛、黄疸
胃俞* (BL21)	在背部,当第12胸椎棘突下,旁开1.5寸	胃脘痛、腹胀、呕吐、完谷不化、肠鸣、胸胁痛
三焦俞* (BL22)	在腰部,当第1腰椎棘突下,旁开1.5寸	胃脘痛、腹胀、呕吐、完谷不化、肠鸣、胸胁痛
肾俞* (BL23)	在腰部,当第2腰椎棘突下,旁开1.5寸	遗精、阳痿、早泄、不孕、不育、遗尿、月经不调、白带、腰背酸痛、头昏、耳鸣、耳聋、小便不利、水肿、咳喘少气

续表

穴 位	定 位	主 治
气海俞 （BL24）	在腰部，当第3腰椎棘突下，旁开1.5寸	腰痛、痛经、肠鸣、痔疾
大肠俞* （BL25）	在腰部，当第4腰椎棘突下，旁开1.5寸	腰脊疼痛、腹痛、腹胀、泻泄、便秘、痢疾
关元俞 （BL26）	在腰部，当第5腰椎棘突下，旁开1.5寸	腹胀、泻泄、小便不利、遗尿、消渴、腰痛
小肠俞* （BL27）	在骶部，当骶正中嵴旁1.5寸，平第1骶后孔	遗精、遗尿、白带、小腹胀痛、泻泄、痢疾、腰腿痛
膀胱俞* （BL28）	在骶部，当骶正中嵴旁1.5寸，平第2骶后孔	遗尿、遗精、小便不利、泻泄、腰骶部疼痛
中膂俞 （BL29）	在骶部，当骶正中嵴旁1.5寸，平第3骶后孔	腰脊痛、消渴、痢疾
白环俞 （BL30）	在骶部，当骶正中嵴旁1.5寸，平第4骶后孔	腰腿痛、白带、遗精、月经不调
上髎 （BL31）	在骶部，当髂后上棘与后正中线之间，适对第1骶后孔处	腰痛、月经不调、带下、遗精、阳痿、大小便不利
次髎* （BL32）	在骶部，当髂后上棘内下方，适对第2骶后孔处	腰痛、月经不调、痛经、小便不利、遗精、遗尿、下肢痿痹
中髎 （BL33）	在骶部，当次髎下内方，适对第3骶后孔处	腰痛、月经不调、小便不利、赤白带下、便秘

续表

穴 位	定 位	主 治
下髎 (BL34)	在骶部,当中髎下内方,适对第4骶后孔处	腰痛、小便不利、肠鸣、便秘、小腹痛
会阳 (BL35)	在骶部,尾骨尖旁开0.5寸	阳痿,遗精、带下、痢疾、泻泄、痔疾
承扶* (BL36)	在大腿后面,臀下横纹的中点	腰骶臀股部疼痛、痔疾
殷门 (BL37)	在大腿后面,承扶与委中连线上,承扶下6寸	腰腿痛、下肢痿痹
浮郄 (BL38)	在腘横纹外侧端,委阳上1寸,股二头肌腱内侧	膝腘部疼痛、麻木、挛急
委阳 (BL39)	在腘横纹外侧端,当股二头肌腱的内侧	腹满、小便不利、腰脊强痛、下肢挛痛
委中* (BL40)	在腘横纹中点,当股二头肌腱与半腱肌腱的中间	腰痛、下肢痿痹、中风昏迷、半身不遂、腹痛、呕吐、腹泻、小便不利、遗尿、丹毒
附分 (BL41)	在背部,当第2胸椎棘突下,旁开3寸	肩背拘急、颈项强痛、肘臂麻木
魄户 (BL42)	在背部,当第3胸椎棘突下,旁开3寸	咳嗽、气喘、肺结核、肩背痛
膏肓* (BL43)	在背部,当第4胸椎棘突下,旁开3寸	咳嗽、气喘、吐血、盗汗、肺结核、健忘、遗精、肩胛背痛

续表

穴 位	定 位	主 治
神堂 (BL44)	在背部,当第5胸椎棘突下,旁开3寸	咳嗽、气喘、胸闷、背痛
噫嘻 (BL45)	在背部,当第6胸椎棘突下,旁开3寸	咳嗽、气喘、肩背痛、疟疾、热病
膈关 (BL46)	在背部,当第7胸椎棘突下,旁开3寸	呕吐、嗳气、食不下、胸闷、脊背强痛
魂门 (BL47)	在背部,当第9胸椎棘突下,旁开3寸	胸胁痛、呕吐、背痛
阳纲 (BL48)	在背部,当第10胸椎棘突下,旁开3寸	肠鸣、泻泄、黄疸、消渴、腹痛
意舍 (BL49)	在背部,当第11胸椎棘突下,旁开3寸	腹胀、肠鸣、呕吐、食不下
胃仓 (BL50)	在背部,当第12胸椎棘突下,旁开3寸	胃脘痛、腹胀、消化不良、水肿、背痛
肓门 (BL51)	在腰部,当第1腰椎棘突下,旁开3寸	腹痛、便秘、痞块、乳疾
志室* (BL52)	在腰部,当第2腰椎棘突下,旁开3寸	遗精、阳痿、阴痛、小便不利、水肿、腰脊强痛
胞肓 (BL53)	在臀部,平第2骶后孔,骶正中嵴旁开3寸	肠鸣、腹胀、腰痛、小便不利、阴肿
秩边* (BL54)	在臀部,平第4骶后孔,骶正中嵴旁开3寸	腰腿痛、下肢痿痹、阴痛、痔疾

续表

穴位	定位	主治
合阳 (BL55)	在小腿后面,当委中与承山的连线上,委中下2寸	腰脊强痛、下肢痿痹、疝气、崩漏
承筋 (BL56)	在小腿后面,当委中与承山的连线上,腓肠肌肌腹中央,委中下5寸	小腿痛、霍乱转筋、痔疾、腰背拘急
承山* (BL57)	在小腿后面正中,委中与昆仑之间,当伸直小腿或足上提时腓肠肌肌腹下出现尖角凹陷处	腰背痛、小腿转筋、痔疾、便秘、腹痛、疝气
飞扬 (BL58)	在小腿后面,当外踝后昆仑直上7寸,承山外下方1寸处	头痛、目眩、鼻塞、鼻衄、腰背痛、腿软无力、痔瘘、癫狂
跗阳 (BL59)	在小腿后面,当外踝后昆仑直上3寸	头重、头痛、腰腿痛、下肢瘫痪、外踝红肿
昆仑* (BL60)	在足部外踝后方,当外踝尖与跟腱之间凹陷处	头痛、项强、目眩、鼻衄、疟疾、肩背拘急、腰痛、脚跟痛、小儿痫证、难产
仆参 (BL61)	在足外踝部后下方,昆仑穴直下,跟骨外侧赤白肉际处	下肢痿痹、足跟痛、霍乱转筋、癫痫、脚气、膝肿
申脉* (BL62)	在足外侧部,外踝直下方凹陷中	痫证、癫狂、头痛、失眠、眩晕、腰痛、目赤痛、项强

续表

穴位	定位	主治
金门 (BL63)	在足外侧,当外踝前缘直下,骰骨下缘处	癫痫、小儿惊风、腰痛、下肢痹痛
京骨 (BL64)	在足外侧,第5跖骨粗隆下方,赤白肉际处	头痛、项强、腰腿痛、目翳、癫痫
束骨 (BL65)	在足外侧,足小趾本节(第5跖趾关节)的后方,赤白肉际处	头痛、项强、目眩、癫狂、腰背痛、下肢后侧痛
足通谷 (BL66)	在足外侧,足小趾本节(第5跖趾关节)的前方,赤白肉际处	头痛、项强、目眩、鼻衄、癫狂
至阴* (BL67)	在足小趾末节外侧,距趾甲角0.1寸(指寸)	头痛、鼻塞、鼻衄、目痛、胞衣不下、胎位不正、难产

【记忆小结2】足太阳膀胱经穴位总图(如图2-47、图2-48)。

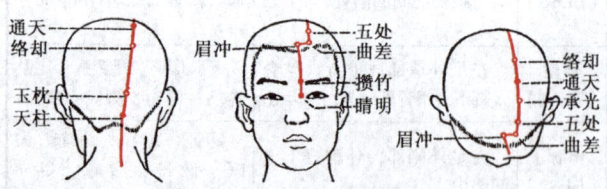

图2-47 足太阳膀胱经穴位总图之1

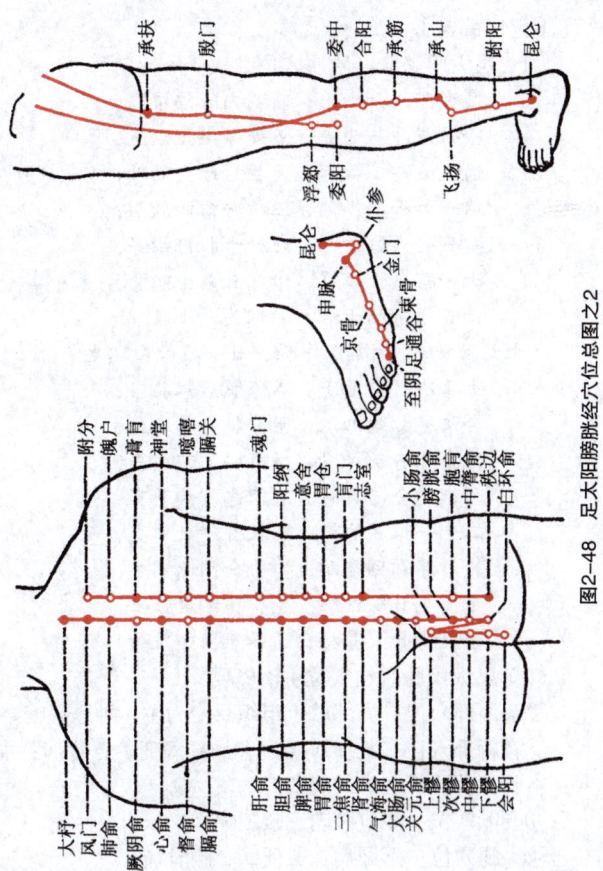

图2-48 足太阳膀胱经穴位总图之2

【记忆重点】
(1) 足太阳膀胱经所属穴位歌诀:

　　　足太阳穴六十七,睛明内眦陷中取,
　　　攒竹眉冲与曲差,五处等半上承光,
　　　通天络却玉枕后,天柱后际大筋旁,
　　　第一大杼二风门,三椎肺俞四厥阴,
　　　心五督六膈俞七,九肝十胆仔细寻,
　　　十一脾俞十二胃,十三三焦十四肾,
　　　十五气海肠十六,七八关元小肠分,
　十九膀胱廿(niàn)中膂,廿一椎旁白环生,
　　　上髎次髎中复下,八髎骶后八孔当,
　　　会阳尾骨端外取,附分挟脊第二行,
　　　魄户膏肓及神堂,噫嘻膈关魂门当,
　　　阳纲意舍与胃仓,肓门志室续胞肓,
　　　二十一椎秩边场,承扶臀横纹中央,
　　　殷门浮郄到委阳,委中合阳承筋乡,
　　　承山飞扬踝跗阳,昆仑仆参申脉忙,
　　　金门京骨束骨接,通谷至阴小趾旁。

(2) 足太阳膀胱经穴位主治概要:
① 头面部穴位:局部就近组织兵变为主,神志病变。
② 脊背部穴位:相应脏腑病,局部病变,脊背病;俞穴:本脏腑及所开之窍的病变。
③ 腰骶穴位:相应脏腑、腰腿痛。
④ 大腿穴位:下肢病、二便病、腰脊痛。

⑤小腿穴：腰脊、下肢病变、大便病、抽搐。

⑥足部穴位：神志病，经脉循行部位病（头、目、鼻病），疟疾，部分妇产科病。

八、足少阴肾经所属穴位

1. 涌泉（KI1）井穴

［定位］在足底部，卷足时足前部凹陷处，约当足底第2、第3趾趾缝纹头端与足跟连线的前1/3与后2/3交点上（如图2-49）。

［功效］益肾调便，平肝熄风。

［主治］头痛、头晕、小便不利、便秘、小儿惊风、足心热、癫证、昏厥。

［刺灸法］直刺0.5～1寸；可灸。

2. 然谷（KI2）荥穴

［定位］在足内侧缘，足舟骨粗隆下方，赤白肉际（如图2-50）。

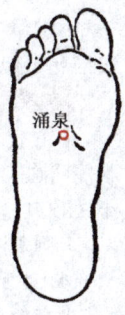

图2-49

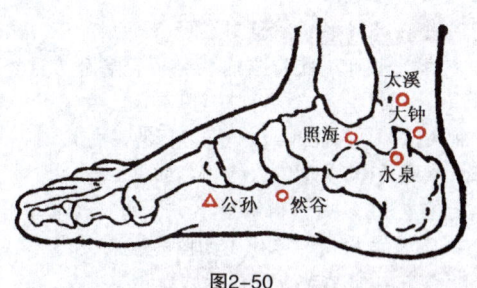

图2-50

［功效］ 益肾固泄，导赤清心。

［主治］ 月经不调、带下、遗精、小便不利、泻泄、胸胁胀痛、咳血、小儿脐风、口噤不开、黄疸、下肢痿痹、足跗痛。

［刺灸法］ 直刺0.5~0.8寸；可灸。

3. 太溪（KI3）输穴；原穴

［定位］ 在足内侧内踝后方，当内踝尖与跟腱之间的凹陷处（如图2-50）。

［功效］ 益肾纳气，培土生金。

［主治］ 头痛目眩、咽喉肿痛、齿痛、耳聋、气喘、胸痛咯血、消渴、月经不调、失眠、健忘、遗精、阳痿、小便频数、腰脊痛、下肢厥冷、内踝肿痛。

［刺灸法］ 直刺0.5~1寸；可灸。

4. 大钟（KI4）络穴

［定位］ 在足内侧内踝后下方，当跟腱附着部的内侧前方凹陷处（如图2-50）。

［功效］ 益肾平喘，通调二便。

［主治］ 咳血、腰脊强痛、痴呆、嗜卧、月经不调、足跟痛。

［刺灸法］ 直刺0.3~0.5寸；可灸。

5. 水泉（KI5）郄穴

［定位］ 在足内侧内踝后下方，当太溪直下1寸（指寸），跟骨节结内侧凹陷处（如图2-50）。

［功效］ 益肾清热，活血通经。

[主治] 月经不调、痛经、小便不利、腹痛、头昏目花。

[刺灸法] 直刺0.3~0.5寸；可灸。

6. 照海（KI6）八脉交会穴（通阴跷脉）

[定位] 在足内侧，内踝尖下方凹陷处（如图2-50）。

[功效] 调阴宁神，通调二便。

[主治] 痫证、失眠、小便不利、小便频数、咽干咽痛、目赤肿痛、月经不调、痛经、赤白带下。

[刺灸法] 直刺0.5~1寸；可灸。

7. 复溜（KI7）经穴

[定位] 在小腿内侧，太溪直上2寸，跟腱的前方（如图2-51）。

[功效] 补肾益阴，通调水道。

[主治] 泻泄、肠鸣、水肿、腹胀、腿肿、足痿、盗汗、身热无汗、腰脊强痛。

[刺灸法] 直刺0.5~1寸；可灸。

8. 交信（KI8）阴跷脉郄穴

[定位] 在小腿内侧，太溪直上2寸，复溜前0.5寸，胫骨内侧缘的后方（如图2-51）。

[功效] 益肾调经，通调二阴。

[主治] 月经不调、崩漏、阴挺、泻泄、大便难、睾丸肿痛、五淋、疝气、阴痒、泻痢赤白和膝、股、腘内廉痛。

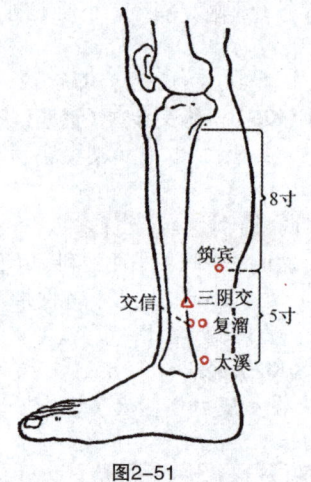

图2-51

［刺灸法］直刺0.6~1.2寸；可灸。

9. 筑宾（KI9）阴维脉郄穴

［定位］在小腿内侧，当太溪与阴谷的连线上，太溪上5寸，腓肠肌肌腹的内下方（如图2-51）。

［功效］益肾宁心，理气止痛。

［主治］癫狂、痫证、呕吐、疝气、小腿内侧痛。

［刺灸法］直刺1~1.5寸；可灸。

10. 阴谷（KI10）合穴

［定位］在腘窝内侧，屈膝时当半腱肌腱与半膜肌腱之间（如图2-52）。

[功效] 益肾兴阳，调理月经。

[主治] 阳痿、疝气、月经不调、崩漏、小便难、阴中痛、癫狂、膝股内侧痛。

[刺灸法] 直刺1~1.5寸；可灸。

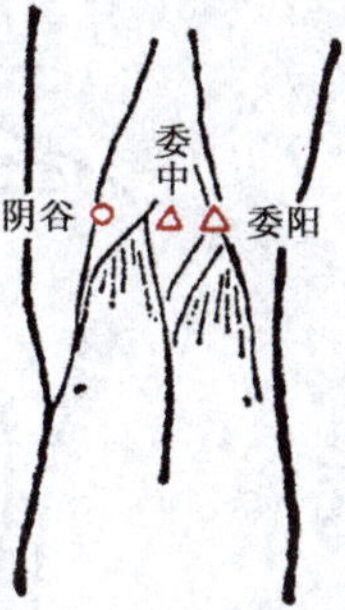

11. 横骨（KI11）

[定位] 在下腹部，当脐中下5寸，前正中线旁开0.5寸（如图2-53）。

图2-52

[功效] 益肾兴阳，清热利淋。

[主治] 少腹胀痛、遗精、阳痿、遗尿、小便不利、疝气。

[刺灸法] 直刺1~1.5寸；可灸。

12. 大赫（KI12）

[定位] 在下腹部，当脐中下4寸，前正中线旁开0.5寸（如图2-53）。

[功效] 补肾固经，调经种子。

[主治] 阴挺、遗精、带下、月经不调、痛经、泻泄。

[刺灸法] 直刺1~1.5寸；可灸。

13. 气穴（KI13）

[定位] 在下腹部，当脐中下3寸，前正中线旁开0.5寸（如图2-53）。

[功效] 益冲任，调二阳。

[主治] 月经不调、带下、小便不利、泻泄。

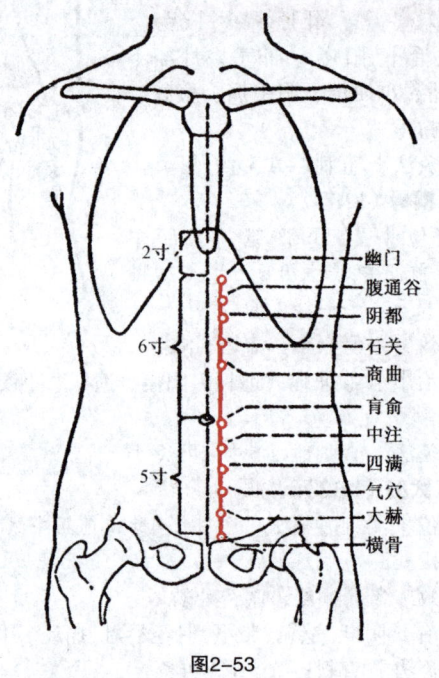

图2-53

[刺灸法] 直刺1~1.5寸；可灸。

14. 四满（KI14）

[定位] 在下腹部，当脐中下2寸，前正中线旁开0.5寸（如图2-53）。

［功效］ 调补肝肾，固摄带脉，健脾利湿，温经散寒，缓急止痛。

［主治］ 月经不调、带下、遗尿、遗精、疝气、便秘、腹痛、水肿。

［刺灸法］ 直刺1～1.5寸；可灸。

15. 中注（KI15）

［定位］ 在下腹部，当脐中下1寸，前正中线旁开0.5寸（如图2-53）。

［功效］ 调和月经，通调腑气。

［主治］ 月经不调、腹痛、便秘、泻泄。

［刺灸法］ 直刺1～1.5寸；可灸。

16. 肓俞（KI16）

［定位］ 在腹中部，当脐中旁开0.5寸（如图2-53）。

［功效］ 理气止痛，润燥通便。

［主治］ 腹痛、腹胀、呕吐、便秘、泻泄。

［刺灸法］ 直刺1～1.5寸；可灸。

17. 商曲（KI17）

［定位］ 在上腹部，当脐中上2寸，前正中线旁开0.5寸（如图2-53）。

［功效］ 健脾和胃，消积止痛。

［主治］ 腹痛、泻泄、便秘。

［刺灸法］ 直刺1～1.5寸；可灸。

18. 石关（KI18）

［定位］ 在上腹部，当脐中上3寸，前正中线旁开0.5

寸（如图2-53）。

[功效] 攻坚消满，补肾种子。

[主治] 呕吐、腹痛、便秘、不孕。

[刺灸法] 直刺1~1.5寸；可灸。

19. 阴都（KI19）

[定位] 在上腹部，当脐中上4寸，前正中线旁开0.5寸（如图2-53）。

[功效] 宽胸降逆，理气和胃。

[主治] 腹痛、腹泻、月经不调、不孕、便秘。

[刺灸法] 直刺1~1.5寸；可灸。

20. 腹通谷（KI20）

[定位] 在上腹部，当脐中上5寸，前正中线旁开0.5寸（如图2-53）。

[功效] 健脾和胃，宁心安神。

[主治] 腹胀、腹痛、呕吐。

[刺灸法] 直刺0.5~1寸；可灸。

21. 幽门（KI21）

[定位] 在上腹部，当脐中上6寸，前正中线旁开0.5寸（如图2-53）。

[功效] 健脾和胃，降逆止呕。

[主治] 腹胀、腹痛、呕吐、泻泄。

[刺灸法] 直刺0.5~1寸；可灸。**本穴不可深刺，以免伤及肝脏。**

22. 步廊（KI22）

[定位] 在胸部，当第5肋间隙，前正中线旁开2寸（如图2-54）。

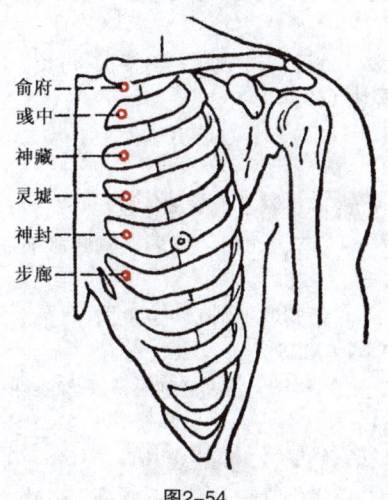

图2-54

[功效] 宽胸理气，止咳平喘。

[主治] 胸痛、咳嗽、气喘、呕吐、乳痈。

[刺灸法] 斜刺或平刺0.5～0.8寸；可灸。**本经胸部诸穴不可深刺，以免伤及内脏**。

23. 神封（KI23）

[定位] 在胸部，当第4肋间隙，前正中线旁开2寸

（如图2-54）。

[功效] 宣肺止咳，降逆和胃。

[主治] 咳嗽、气喘、胸胁支满、呕吐、不嗜食、乳痛。

[刺灸法] 斜刺或平刺0.5~0.8寸；可灸。

24. 灵墟（KI24）

[定位] 在胸部，当第3肋间隙，前正中线旁开2寸。

[功效] 疏肝宽胸，肃降肺气。

[主治] 咳嗽、气喘、痰多、胸胁胀痛、呕吐、乳痛。

[刺灸法] 斜刺或平刺0.5~0.8寸；可灸。

25. 神藏（KI25）

[定位] 在胸部，当第2肋间隙，前正中线旁开2寸（如图2-54）。

[功效] 宽胸顺气，降逆定喘。

[主治] 咳嗽、气喘、胸痛、烦满、呕吐、不嗜食。

[刺灸法] 斜刺或平刺0.5~0.8寸；可灸。

26. 彧（yù）中（KI26）

[定位] 在胸部，当第1肋间隙，前正中线旁开2寸（如图2-54）。

[功效] 宽胸理气，止咳化痰。

[主治] 咳嗽、气喘、胸胁胀满、不嗜食。

[刺灸法] 斜刺或平刺0.5~0.8寸；可灸。

27. 俞府（KI27）

[定位] 在胸部，当锁骨下缘，前正中线旁开2寸（如图2-54）。

[功效] 止咳平喘，和胃降逆。

[主治] 咳嗽、气喘、胸痛、呕吐、不嗜食。

[刺灸法] 斜刺或平刺0.5~0.8寸；可灸。

【记忆小结1】足少阴肾经穴位一览表（如表2-9）。

表2-9 足少阴肾经穴位一览表

穴位	定位	主治
涌泉* （KI1）	在足底部，卷足时足前部凹陷处，约当足底第2、第3趾趾缝纹头端与足跟连线的前1/3与后2/3交点上	头痛、头晕、小便不利、便秘、小儿惊风、足心热、癫证、昏厥
然谷* （KI2）	在足内侧缘，足舟骨粗隆下方，赤白肉际	月经不调、带下、遗精、小便不利、泻泄、胸胁胀痛、咳血、小儿脐风、口噤不开、黄疸、下肢痿痹、足跗痛
太溪* （KI3）	在足内侧内踝后方，当内踝尖与跟腱之间的凹陷处	头痛目眩、咽喉肿痛、齿痛、耳聋、气喘、胸痛、咯血、消渴、月经不调、失眠、健忘、遗精、阳痿、小便频数、腰脊痛、下肢厥冷、内踝肿痛

续表

穴位	定位	主治
大钟 (KI4)	在足内侧内踝后下方,当跟腱附着部的内侧前方凹陷处	咳血、腰脊强痛、痴呆、嗜卧、月经不调、足跟痛
水泉 (KI5)	在足内侧内踝后下方,当太溪直下1寸(指寸),跟骨节结内侧凹陷处	月经不调、痛经、小便不利、腹痛、头昏目花
照海 (KI6)	在足内侧,内踝尖下方凹陷处	痫证、失眠、小便不利、小便频数、咽干咽痛、目赤肿痛、月经不调、痛经、赤白带下
复溜 (KI7)	在小腿内侧,太溪直上2寸,跟腱的前方	泻泄、肠鸣、水肿、腹胀、腿肿、足痿、盗汗、身热无汗、腰脊强痛
交信 (KI8)	在小腿内侧,太溪直上2寸,复溜前0.5寸,胫骨内侧缘的后方	月经不调、崩漏、阴挺、泻泄、大便难、睾丸肿痛、五淋、疝气、阴痒、泻痢赤白和膝、股、腘内廉痛
筑宾 (KI9)	在小腿内侧,当太溪与阴谷的连线上,太溪上5寸,腓肠肌肌腹的内下方	癫狂、痫证、呕吐、疝气、小腿内侧痛

续表

穴位	定 位	主 治
阴谷 (KI10)	在腘窝内侧,屈膝时当半腱肌腱与半膜肌腱之间	阳痿、疝气、月经不调、崩漏、小便难、阴中痛、癫狂、膝股内侧痛
横骨 (KI11)	在下腹部,当脐中下5寸,前正中线旁开0.5寸	少腹胀痛、遗精、阳痿、遗尿、小便不利、疝气
大赫 (KI12)	在下腹部,当脐中下4寸,前正中线旁开0.5寸	阴挺、遗精、带下、月经不调、痛经、泻泄
气穴 (KI13)	在下腹部,当脐中下3寸,前正中线旁开0.5寸	月经不调、带下、小便不利、泻泄
四满 (KI14)	在下腹部,当脐中下2寸,前正中线旁开0.5寸	月经不调、带下、遗尿、遗精、疝气、便秘、腹痛、水肿
中注 (KI15)	在下腹部,当脐中下1寸,前正中线旁开0.5寸	月经不调、腹痛、便秘、泻泄
肓俞 (KI16)	在腹中部,当脐中旁开0.5寸	腹痛、腹胀、呕吐、便秘、泻泄
商曲 (KI17)	在上腹部,当脐中上2寸,前正中线旁开0.5寸	腹痛、泻泄、便秘
石关 (KI18)	在上腹部,当脐中上3寸,前正中线旁开0.5寸	呕吐、腹痛、便秘、不孕

续表

穴位	定位	主治
阴都 (KI19)	在上腹部,当脐中上4寸,前正中线旁开0.5寸	腹痛、腹泻、月经不调、不孕、便秘
腹通谷 (KI20)	在上腹部,当脐中上5寸,前正中线旁开0.5寸	腹胀、腹痛、呕吐
幽门 (KI21)	在上腹部,当脐中上6寸,前正中线旁开0.5寸	腹胀、腹痛、呕吐、泻泄
步廊 (KI22)	在胸部,当第5肋间隙,前正中线旁开2寸	胸痛、咳嗽、气喘、呕吐、乳痈
神封 (KI23)	在胸部,当第4肋间隙,前正中线旁开2寸	咳嗽、气喘、胸胁支满、呕吐、不嗜食、乳痈
灵墟 (KI24)	在胸部,当第3肋间隙,前正中线旁开2寸	咳嗽、气喘、痰多、胸胁胀痛、呕吐、乳痈
神藏 (KI25)	在胸部,当第2肋间隙,前正中线旁开2寸	咳嗽、气喘、胸痛、烦满、呕吐、不嗜食
彧中 (KI26)	在胸部,当第1肋间隙,前正中线旁开2寸	咳嗽、气喘、胸胁胀满、不嗜食
俞府 (KI27)	在胸部,当锁骨下缘,前正中线旁开2寸	咳嗽、气喘、胸痛、呕吐、不嗜食

【记忆小结2】足少阴肾经穴位总图(如图2-55)。

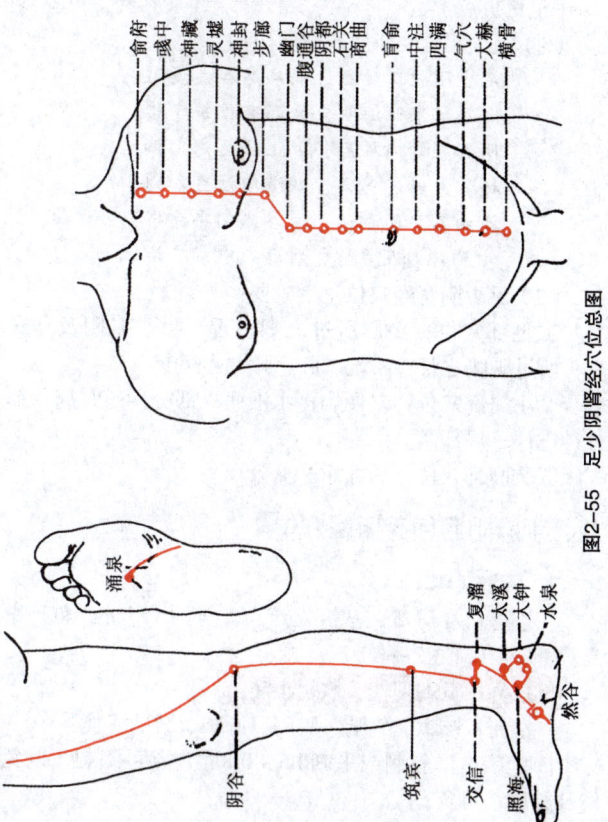

图2-55 足少阴肾经穴位总图

【记忆重点】
（1）足少阴肾经所属穴位歌诀：

　　　　足少阴穴二十七，涌泉然谷太溪溢，
　　　　大钟水泉照海明，复溜交信筑宾接，
　　　　阴谷胫骨内踝后，以上从足走上膝，
　　　　横骨大赫连气穴，四满中注肓俞列，
　　　　商曲石关阴都连，通谷幽门半寸辟，
　　　　步廊神封及灵墟，神藏或中俞府毕。

（2）足少阴肾经穴位主治概要：

①足部穴位：经脉所过之咽、舌、目、二阴及耳病变；所过脏腑之肾、膀胱、肝、肺、心病变。

②小腿部穴位：二便病；水液病；部分生殖系病；部分神志病；局部病。

③胸腹部穴位：局部病。

九、手厥阴心包经所属穴位

1. 天池（PC1）

[定位] 在胸部，当第4肋间隙，乳头外1寸，前正中线旁开5寸（如图2-56）。

[功效] 宽胸理气，散瘀止痛。

[主治] 咳嗽、气喘、胸闷、心烦、胁肋疼痛。

[刺灸法] 斜刺或平刺0.5~0.8寸，**不可深刺，以免伤及肺脏**；可灸。

2. 天泉（PC2）

［定位］在臂内侧，当腋前横纹头下2寸，肱二头肌的长、短头之间（如图2-57）。

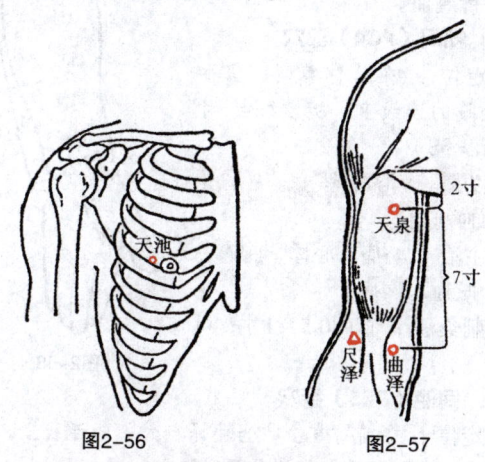

图2-56　　　　　图2-57

［功效］宽胸理气，通经活络。

［主治］心痛、咳嗽、胸胁胀痛、臂痛。

［刺灸法］直刺0.5~0.8寸；可灸。

3. 曲泽（PC3）合穴

［定位］在肘横纹中，当肱二头肌腱的尺侧缘（如图2-57）。

［功效］宁心清热，和中降逆。

［主治］心痛、心悸、胃痛、呕吐、泻泄、热病、肘

臂挛痛。

[刺灸法] 直刺0.8~1寸；或用三棱针刺血。

4. 郄门（PC4）郄穴

[定位] 在前臂掌侧，当曲泽与大陵的连线上，腕横纹上5寸（如图2-58）。

[功效] 清心理气，宽胸止咳，凉血止血。

[主治] 心痛、心悸、胸痛、呕血、咳血、癫痫。

[刺灸法] 直刺0.5~1寸；可灸。

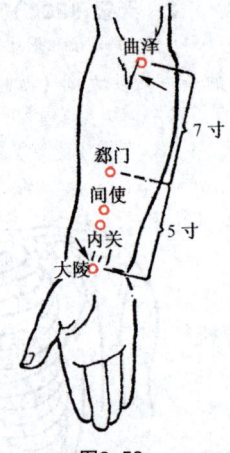

图2-58

5. 间使（PC5）经穴

[定位] 在前臂掌侧，当曲泽与大陵的连线上，腕横纹上3寸，掌长肌腱与桡侧腕屈肌腱之间（如图2-58）。

[功效] 宽胸解郁，宁心，和胃祛痰。

[主治] 心痛、心悸、胃痛、呕血、热病、疟疾、癫狂痫、臂痛。

[刺灸法] 直刺0.5~1寸；可灸。

6. 内关（PC6）络穴、八脉交会穴（通阴维脉）

[定位] 在前臂掌侧，当曲泽与大陵的连线上，腕横纹上2寸，掌长肌腱与桡侧腕屈肌腱之间（如图2-58）。

[功效] 宁心安神，疏肝和胃，止痛。

［主治］ 心痛、心悸、胸闷、胸痛、胃痛、呕吐、呃逆、癫痫、热病、上肢痹痛、偏瘫、失眠、眩晕、偏头痛。

［刺灸法］ 直刺0.5~1寸；可灸。

7. 大陵（PC7）输穴、原穴

［定位］ 在腕横纹的中点处，掌长肌腱与桡侧腕屈肌腱之间（如图2-58）。

［功效］ 宁心安神，宽胸和胃。

［主治］ 心痛、心悸、胃痛、呕吐、癫狂、疮疡、胸胁痛、桡腕关节疼痛。

［刺灸法］ 直刺0.3~0.5寸；可灸。

8. 劳宫（PC8）荥穴

［定位］ 在手掌心，当第2、第3掌骨之间，偏于第3掌骨，握拳屈指时中指尖处（如图2-59）。

［功效］ 清心泻热，醒神开窍，消肿止痒。

［主治］ 心痛、呕吐、癫狂痫、口疮、口臭。

［刺灸法］ 直刺0.3~0.5寸；可灸。

9. 中冲（PC9）井穴

［定位］ 在手中指末节尖端

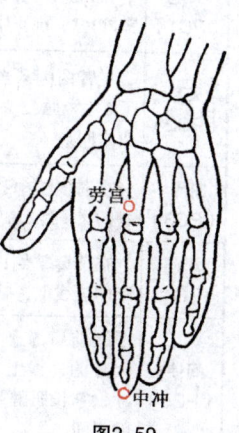

图2-59

中央（如图2-59）。

[功效] 开窍，清心，泻热。

[主治] 心痛、昏迷、舌强肿痛、热病、小儿夜啼、中暑、昏厥。

[刺灸法] 浅刺0.1寸，或用三棱针点刺出血。

【记忆小结1】手厥阴心包经穴位一览表（表2-10）。

表2-10　手厥阴心包经穴位一览表

穴位	定位	主治
天池 （PC1）	在胸部，当第4肋间隙，乳头外1寸，前正中线旁开5寸	咳嗽、气喘、胸闷、心烦、胁肋疼痛
天泉 （PC2）	在臂内侧，当腋前横纹头下2寸，肱二头肌的长、短头之间	心痛、咳嗽、胸胁胀痛、臂痛
曲泽* （PC3）	在肘横纹中，当肱二头肌腱的尺侧缘	心痛、心悸、胃痛、呕吐、泻泄、热病、肘臂挛痛
郄门 （PC4）	在前臂掌侧，当曲泽与大陵的连线上，腕横纹上5寸	心痛、心悸、胸闷、呕血、咳血、癫痫
间使* （PC5）	在前臂掌侧，当曲泽与大陵的连线上，腕横纹上3寸，掌长肌腱与桡侧腕屈肌腱之间	心痛、心悸、胃痛、呕血、热病、疟疾、癫狂痫、臂痛

续表

穴位	定位	主治
内关* (PC6)	在前臂掌侧，当曲泽与大陵的连线上，腕横纹上2寸，掌长肌腱与桡侧腕屈肌腱之间	心痛、心悸、胸闷、胸痛、胃痛、呕吐、呃逆、癫痫、热病、上肢痹痛、偏瘫、失眠、眩晕、偏头痛
大陵* (PC7)	在腕横纹的中点处，掌长肌腱与桡侧腕屈肌腱之间	心痛、心悸、胃痛、呕吐、癫狂、疮疡、胸胁痛、桡腕关节疼痛
劳宫 (PC8)	在手掌心，当第2、第3掌骨之间，偏于第3掌骨，握拳屈指时中指尖处	心痛、呕吐、癫狂痫、口疮、口臭
中冲* (PC9)	在手中指末节尖端中央	心痛、昏迷、舌强肿痛、热病、小儿夜啼、中暑、昏厥

【记忆小结2】手厥阴心包经穴位总图（如图2-60）。

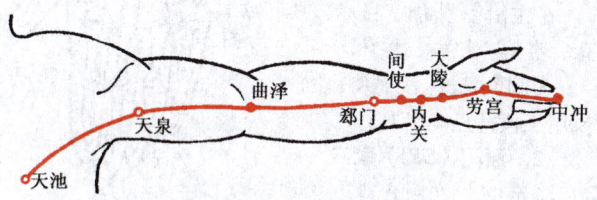

图2-60 手厥阴心包经穴位总图

【记忆重点】

（1）手厥阴心包经所属穴位歌诀：

　　　九穴心包手厥阴，天池天泉曲泽深，

　　　郄门间使内关对，大陵劳宫中冲寻。

（2）手厥阴心包经穴位主治概要：

①肘以上穴位：心、胸、肺，局部病变为主。

②肘以下穴位：心、胸、肺病，神志病，胃痛。部分穴位可止血、泻热，治疗头面、喉、耳、目、舌之病，局部病。

十、手少阳三焦经所属穴位

1. 关冲（SJ1）井穴

[定位] 在手环指末节尺侧，距指甲角0.1寸（指寸）（如图2-61）。

[功效] 清心开窍，泻热解表。

[主治] 头痛、目赤、耳聋、喉痹、热病、昏厥。

[刺灸法] 浅刺0.1寸，或用三棱针点刺出血。

2. 液门（SJ2）荥穴

[定位] 在手背部，当第4、第5指间，指蹼缘后方赤

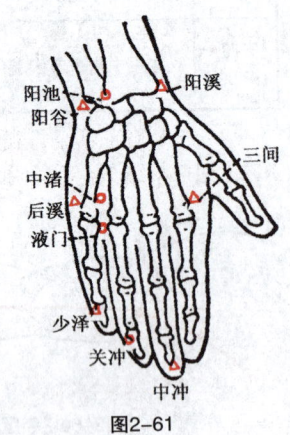

图2-61

白肉际处（如图2-61）。

[功效] 清头聪耳，和解表里。

[主治] 头痛、目赤、耳聋、耳鸣、喉痹、疟疾、手臂痛。

[刺灸法] 直刺0.3~0.5寸；可灸。

3. 中渚（zhǔ）（SJ3）输穴

[定位] 在手背部，当环指本节（掌指关节）的后方，第4、第5掌骨间凹陷处（如图2-61）。

[功效] 清热利咽，聪耳明目。

[主治] 头痛、目赤、耳聋、耳鸣、喉痹、热病、手指不能屈伸。

[刺灸法] 直刺0.3~0.5寸；可灸。

4. 阳池（SJ4）原穴

[定位] 在腕背横纹中，当指伸肌的尺侧缘凹陷处（如图2-61）。

[功效] 舒筋活络，利喉聪耳。

[主治] 目赤肿痛、耳聋、喉痹、疟疾、消渴、腕痛。

[刺灸法] 直刺0.3~0.5寸；可灸。

5. 外关（SJ5）络穴、八脉交会穴（通阳维脉）

[定位] 在前臂背侧，当阳池与肘尖的连线上，腕背横纹上2寸，尺骨与桡骨之间（如图2-62）。

[功效] 解表清热，聪耳明目。

[主治] 热病、头痛、颊痛、目赤肿痛、耳鸣、耳

聋、瘰疬、胁肋痛、上肢痹痛。

[刺灸法] 直刺0.5~1寸；可灸。

6. 支沟（SJ6）经穴

[定位] 在前臂背侧，当阳池与肘尖的连线上，腕背横纹上3寸，尺骨与桡骨之间（如图2-62）。

[功效] 聪耳利胁，降逆润肠。

[主治] 耳鸣、耳聋、暴喑、瘰疬、胁肋痛、便秘、热病。

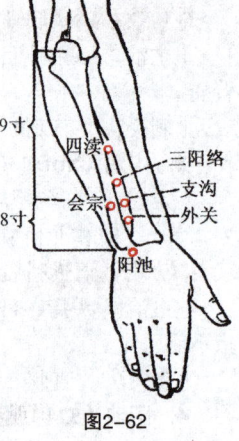

图2-62

[刺灸法] 直刺0.5~1寸；可灸。

7. 会宗（SJ7）郄穴

[定位] 在前臂背侧，当腕横纹上3寸，支沟尺侧，尺骨的桡侧缘（如图2-62）。

[功效] 清热解郁，聪耳镇痉。

[主治] 耳聋、癫痫、上肢痹痛。

[刺灸法] 直刺0.5~1寸；可灸。

8. 三阳络（SJ8）

[定位] 在前臂背侧，腕背横纹上4寸，尺骨与桡骨之间（如图2-62）。

[功效] 开窍聪耳，利咽镇痛。

[主治] 耳聋、暴喑、齿痛、上肢痹痛。

[刺灸法] 直刺0.8~1.2寸；可灸。

9. 四渎（SJ9）

[定位] 在前臂背侧，当阳池与肘尖的连线上，肘尖下5寸，尺骨与桡骨之间（如图2-62）。

[功效] 清利咽喉，聪耳。

[主治] 耳聋、暴喑、齿痛、手臂痛。

[刺灸法] 直刺0.5~1寸；可灸。

10. 天井（SJ10）合穴

[定位] 在臂外侧，屈肘时当肘尖直上1寸凹陷处（如图2-63）。

[功效] 聪耳宁神，理气消痰。

[主治] 偏头痛、耳聋、瘰疬、胸胁痛、癫痫。

[刺灸法] 直刺0.5~1寸；可灸。

11. 清冷渊（SJ11）

[定位] 在臂外侧，屈肘时当肘尖直上2寸，即天井上1寸（如图2-63）。

[功效] 温经散寒，活络止痛。

[主治] 头痛、目黄、上肢痹痛。

[刺灸法] 直刺0.5~1寸；可灸。

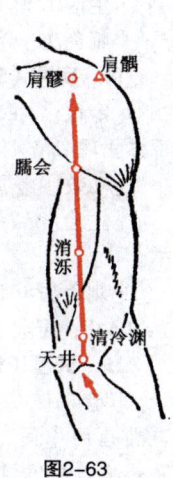

图2-63

12. 消泺（luò）（SJ12）

[定位] 在臂外侧，当清冷渊与臑会连线的中点处

（如图2-63）。

[功效] 清热散风，清心宁神。

[主治] 头痛、齿痛、项强、肩背痛。

[刺灸法] 直刺1～1.5寸；可灸。

13. 臑会（SJ13）

[定位] 在臂外侧，当肘尖与肩髎的连线上，肩髎下3寸，三角肌的后下缘（如图2-63）。

[功效] 清热利节，理气消痰。

[主治] 瘿气、瘰疬、上肢痹痛。

[刺灸法] 直刺1～1.5寸；可灸。

14. 肩髎（SJ14）

[定位] 在肩部，肩髃后方，当臂外展时，于肩峰后下方呈现凹陷处（如图2-63）。

[功效] 祛风湿，利关节。

[主治] 臂痛、肩痛不能举。

[刺灸法] 向肩关节直刺1～1.5寸；可灸。

15. 天髎（SJ15）

[定位] 在肩胛部，肩井与曲垣的中间，当肩胛骨上角处（如图2-64）。

[功效] 清热解表，宽胸理气。

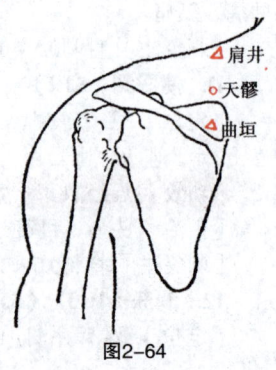

图2-64

［主治］肩臂痛、颈项强直。

［刺灸法］直刺0.5～0.8寸；可灸。

16. 天牖（yǒu）（SJ16）

［定位］在颈侧部，当乳突的后方直下，平下颌角，胸锁乳突肌的后缘（如图2-65）。

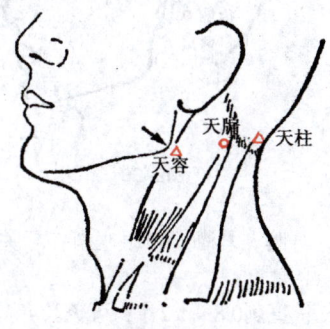

图2-65

［功效］消痰截疟，清头明目。

［主治］头痛、头晕、目痛、耳聋、瘰疬、项强。

［刺灸法］直刺0.5～1寸；可灸。

17. 翳（yì）风（SJ17）

［定位］在耳垂后方，当乳突与下颌角之间的凹陷处（如图2-66）。

［功效］散风活络，聪耳消肿。

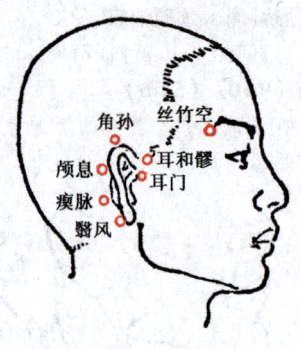

图2-66

[主治] 耳鸣、耳聋、口眼㖞斜、牙关紧闭、齿痛、颊肿、瘰疬。

[刺灸法] 直刺0.8~1.2寸；可灸。

18. 瘛（chì）脉（SJ18）

[定位] 在头部，耳后乳突中央，当角孙至翳风之间，沿耳轮连线的中、下1/3的交点处（如图2-66）。

[功效] 清热定惊，通窍聪耳。

[主治] 头痛、耳鸣、耳聋、小儿惊风。

[刺灸法] 平刺0.3~0.5寸，或点刺出血；可灸。

19. 颅息（SJ19）

[定位] 在头部，当角孙至翳风之间，沿耳轮连线的上、中1/3的交点处（如图2-66）。

[功效] 散风清热，镇惊聪耳。

[主治] 头痛、耳鸣、耳聋、小儿惊风。

[刺灸法] 平刺0.3~0.5寸；可灸。

20. 角孙（SJ20）

[定位] 在头部，折耳廓向前，当耳尖直上入发际处（如图2-66）。

[功效] 清热散风，明目退翳。

[主治] 颊肿、目翳、齿痛、项强。

[刺灸法] 平刺0.3~0.5寸；可灸。

21. 耳门（SJ21）

[定位] 在面部，当耳屏上切迹的前方，下颌骨髁状突后缘，张口有凹陷处（如图2-66）。

[功效] 清热消肿，聪耳开窍。

[主治] 耳鸣、耳聋、聤耳、齿痛。

[刺灸法] 张口，直刺0.5~1寸；可灸。

22. 耳和髎（SJ22）

[定位] 在头侧部，当鬓发后缘，平耳郭根之前方，颞浅动脉的后缘（如图2-66）。

[功效] 消肿止痛，聪耳宁神。

[主治] 头痛、耳鸣、牙关紧闭、口㖞。

[刺灸法] 避开动脉，斜刺或平刺0.3~0.5寸；可灸。

23. 丝竹空（SJ23）

[定位] 在面部，当眉梢凹陷处（如图2-66）。

[功效] 散风清热,清头明目。

[主治] 头痛、目赤肿痛、眼睑瞤动、齿痛、癫狂痫。

[刺灸法] 平刺0.5~1寸。

【记忆小结1】手少阳三焦经穴位一览表(如表2-11)。

表2-11 手少阳三焦经穴位一览表

穴 位	定 位	主 治
关冲* (SJ1)	在手环指末节尺侧,距指甲角0.1寸(指寸)	头痛、目赤、耳聋、喉痹、热病、昏厥
液门 (SJ2)	在手背部,当第4、第5指间,指蹼缘后方赤白肉际处	头痛、目赤、耳聋、耳鸣、喉痹、疟疾、手臂痛
中渚* (SJ3)	在手背部,当环指本节(掌指关节)的后方,第4、第5掌骨间凹陷处	头痛、目赤、耳聋、耳鸣、喉痹、热病、手指不能屈伸
阳池* (SJ4)	在腕背横纹中,当指伸肌的尺侧缘凹陷处	目赤肿痛、耳聋、喉痹、疟疾、消渴、腕痛
外关* (SJ5)	在前臂背侧,当阳池与肘尖的连线上,腕背横纹上2寸,尺骨与桡骨之间	热病、头痛、颊痛、目赤肿痛、耳鸣、耳聋、瘰疬、胁肋痛、上肢痹痛

续表

穴 位	定 位	主 治
支沟* (SJ6)	在前臂背侧,当阳池与肘尖的连线上,腕背横纹上3寸,尺骨与桡骨之间	耳鸣、耳聋、暴喑、瘰疬、胁肋痛、便秘、热病
会宗 (SJ7)	在前臂背侧,当腕横纹上3寸,支沟尺侧,尺骨的桡侧缘	耳聋、癫痫、上肢痹痛
三阳络 (SJ8)	在前臂背侧,腕背横纹上4寸,尺骨与桡骨之间	耳聋、暴喑、齿痛、上肢痹痛
四渎 (SJ9)	在前臂背侧,当阳池与肘尖的连线上,肘尖下5寸,尺骨与桡骨之间	耳聋、暴喑、齿痛、手臂痛
天井* (SJ10)	在臂外侧,屈肘时当肘尖直上1寸凹陷处	偏头痛、耳聋、瘰疬、胸胁痛、癫痫
清冷渊 (SJ11)	在臂外侧,屈肘时当肘尖直上2寸,即天井上1寸	头痛、目黄、上肢痹痛
消泺 (SJ12)	在臂外侧,当清冷渊与臑会连线的中点处	头痛、齿痛、项强、肩背痛
臑会 (SJ13)	在臂外侧,当肘尖与肩髎的连线上,肩髎下3寸,三角肌的后下缘	瘿气、瘰疬、上肢痹痛
肩髎* (SJ14)	在肩部,肩髃后方,当臂外展时,于肩峰后下方呈现凹陷处	臂痛、肩痛不能举

续表

穴 位	定 位	主 治
天髎 (SJ15)	在肩胛部,肩井与曲垣的中间,当肩胛骨上角处	肩臂痛、颈项强直
天牖 (SJ16)	在颈侧部,当乳突的后方直下,平下颌角,胸锁乳突肌的后缘	头痛、头晕、目痛、耳聋、瘰疬、项强
翳风* (SJ17)	在耳垂后方,当乳突与下颌角之间的凹陷处	耳鸣、耳聋、口眼㖞斜、牙关紧闭、齿痛、颊肿、瘰疬
瘈脉 (SJ18)	在头部,耳后乳突中央,当角孙至翳风之间,沿耳轮连线的中、下1/3的交点处	头痛、耳鸣、耳聋、小儿惊风
颅息 (SJ19)	在头部,当角孙至翳风之间,沿耳轮连线的上、中1/3的交点处	头痛、耳鸣、耳聋、小儿惊风
角孙 (SJ20)	在头部,折耳廓向前,当耳尖直上入发际处	颊肿、目翳、齿痛、项强
耳门* (SJ21)	在面部,当耳屏上切迹的前方,下颌骨髁状突后缘,张口有凹陷处	耳鸣、耳聋、聤耳、齿痛
耳和髎 (SJ22)	在头侧部,当鬓发后缘,平耳廓根之前方,颞浅动脉的后缘	头痛、耳鸣、牙关紧闭、口㖞
丝竹空* (SJ23)	在面部,当眉梢凹陷处	头痛、目赤肿痛、眼睑瞤动、齿痛、癫狂痫

【记忆小结2】手少阳三焦经穴位总图（如图2-67）。

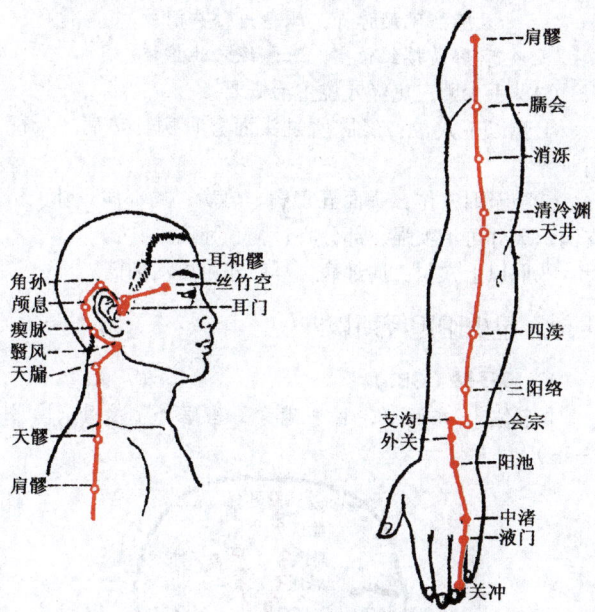

图2-67 手少阳三焦经穴位总图

【记忆重点】
（1）手少阳三焦经所属穴位歌诀：

二十三穴手少阳，关冲液门中渚旁，

阳池外关支沟正，会宗三阳四渎长，

天井清冷渊消泺,臑会肩髎天髎堂,
天牖翳风瘈脉青,颅息角孙耳门乡,
和髎前接丝竹空,三焦经穴此推详。

(2)手少阳三焦经穴位主治概要:

①腕以下穴位:经脉所过头面五官病,热病,局部病。

②腕至肘穴位:头面五官病,热病,局部病。外关、支沟、天井可治项强,部分心、胸、肺病。

③肘以上穴位:局部病。耳后穴位可治抽搐。

十一、足少阳胆经所属穴位

1. 瞳子髎（GB1）

［定位］在面部,目外眦旁,当眶外侧缘处（如图2-68）。

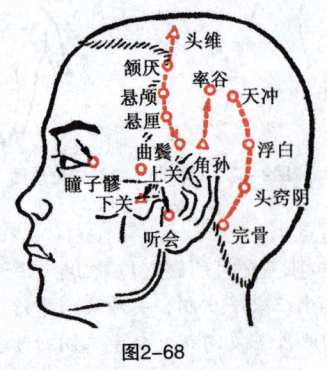

图2-68

［功效］疏散风热，明目退翳，平肝熄风。

［主治］头痛、目赤肿痛、目翳、青盲。

［刺灸法］平刺0.3～0.5寸，或三棱针点刺出血。

2. 听会（GB2）

［定位］在面部，当耳屏间切迹的前方，下颌骨髁状突的后缘，张口有凹陷处（如图2-68）。

［功效］开窍聪目，通经活络。

［主治］耳鸣、耳聋、聤耳、面痛、齿痛、口㖞。

［刺灸法］张口，直刺0.5～1寸；可灸。

3. 上关（GB3）

［定位］在耳前，下关直上，当颧弓的上缘凹陷处（如图2-68）。

［功效］清热安神，聪耳镇痉，通经活络。

［主治］偏头痛、耳鸣、耳聋、聤耳、口眼㖞斜、齿痛、口噤（jìn）。

［刺灸法］直刺0.5～1寸；可灸。

4. 颔（hàn）厌（GB4）

［定位］在头部鬓发上，当头维与曲鬓弧形连线的上1/4与下3/4交点处（如图2-68）。

［功效］清热散风，平肝熄风，镇痉止痛。

［主治］偏头痛、目眩、耳鸣、齿痛、癫痫。

［刺灸法］平刺0.3～0.5寸；可灸。

5. 悬颅（GB5）

[定位] 在头部鬓发上，当头维与曲鬓弧形连线的中点处（如图2-68）。

[功效] 平肝熄风，消肿止痛，清热散风。

[主治] 偏头痛、目赤肿痛、齿痛。

[刺灸法] 平刺0.5~0.8寸；可灸。

6. 悬厘（GB6）

[定位] 在头部鬓发上，当头维与曲鬓弧形连线的上3/4与下1/4交点处（如图2-68）。

[功效] 清热解表，消肿止痛。

[主治] 偏头痛、目赤肿痛、耳鸣。

[刺灸法] 平刺0.5~0.8寸；可灸。

7. 曲鬓（GB7）

[定位] 在头部，当耳前鬓角发际后缘的垂线与耳尖水平线交点处（如图2-68）。

[功效] 散风止痛，开关利窍。

[主治] 头痛、齿痛、牙关紧闭、暴喑。

[刺灸法] 平刺0.5~0.8寸；可灸。

8. 率谷（GB8）

[定位] 在头部，当耳尖直上入发际1.5寸，角孙直上方（如图2-68）。

[功效] 平肝熄风，宁神止吐。

[主治] 偏头痛、眩晕、小儿急慢性惊风。

[刺灸法] 平刺0.5~1寸；可灸。

9. 天冲（GB9）

［定位］在头部，当耳根后缘直上入发际2寸，率谷后0.5寸处（如图2-68）。

［功效］消肿止痛，祛风定惊。

［主治］头痛、牙龈肿痛、癫疾。

［刺灸法］平刺0.5~0.8寸；可灸。

10. 浮白（GB10）

［定位］在头部，当耳后乳突的后上方，天冲与完骨的弧形连线的中1/3与上1/3交点处（如图2-68）。

［功效］祛风解表，理气消痰。

［主治］头痛、耳鸣、耳聋、目痛、瘿气。

［刺灸法］平刺0.5~0.8寸；可灸。

11. 头窍阴（GB11）

［定位］在头部，当耳后乳突的后上方，天冲与完骨的弧形连线的中1/3与下1/3交点处（如图2-68）。

［功效］平肝熄风，开窍聪耳，清热散风。

［主治］头痛、耳鸣、耳聋。

［刺灸法］平刺0.5~0.8寸；可灸。

12. 完骨（GB12）

［定位］在头部，当耳后乳突的后下方的凹陷处（如图2-68）。

［功效］平肝熄风，宁神镇痫，祛风清热。

［主治］头痛、颈项强痛、齿痛、口㖞、疟疾、癫痫。

［刺灸法］斜刺0.5~0.8寸；可灸。

13. 本神（GB13）

［定位］在头部，当前发际上0.5寸，神庭与头维连线的内2/3与外1/3的交点处（如图2-69）。

［功效］宁心安神，熄风镇惊，清热止痛。

［主治］头痛、目眩、癫痫、小儿惊风。

［刺灸法］平刺0.5~0.8寸；可灸。

14. 阳白（GB14）

［定位］在前额部，当瞳孔直上，眉上1寸（如图2-69）。

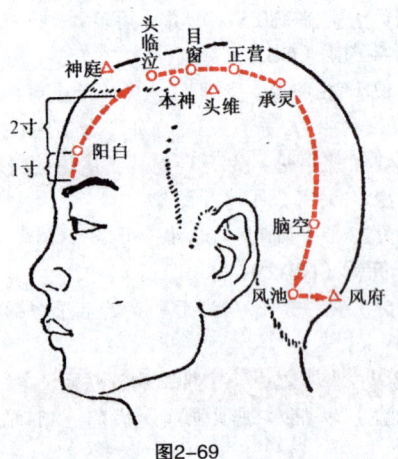

图2-69

[功效] 祛风泻火,利胆明目。

[主治] 头痛、目眩、目痛、视物模糊、眼睑瞤动。

[刺灸法] 平刺0.5~0.8寸;可灸。

15. 头临泣(GB15)

[定位] 在头部,当瞳孔直上入前发际0.5寸,神庭与头维连线的中点(如图2-69)。

[功效] 散风清热,明目聪耳。

[主治] 头痛、目眩、流泪、鼻塞、小儿惊痫。

[刺灸法] 平刺0.5~0.8寸;可灸。

16. 目窗(GB16)

[定位] 在头部,当前发际上1.5寸,头正中线旁开2.25寸(如图2-69)。

[功效] 开窍明目,熄风镇惊,祛风消肿。

[主治] 头痛、目赤肿痛、青盲、鼻塞、癫痫、面部浮肿。

[刺灸法] 平刺0.5~0.8寸;可灸。

17. 正营(GB17)

[定位] 在头部,当前发际上2.5寸,头正中线旁开2.25寸(如图2-69)。

[功效] 平肝熄风,活络止痛。

[主治] 头痛、目眩、唇吻强急、齿痛。

[刺灸法] 平刺0.5~0.8寸;可灸。

18. 承灵(GB18)

[定位] 在头部,当前发际上4寸,头正中线旁开2.25

寸（如图2-69）。

[功效] 清热散风，宣肺利鼻。

[主治] 头痛、眩晕、目痛、鼻塞、衄（qiú）衄。

[刺灸法] 平刺0.5~0.8寸；可灸。

19. 脑空（GB19）

[定位] 在头部，当枕外隆凸的上缘外侧，头正中线旁开2.25寸，平脑户（如图2-69）。

[功效] 清热止痛，宁神镇惊，祛风开窍。

[主治] 头痛、目眩、颈项强痛、癫狂痫。

[刺灸法] 平刺0.3~0.5寸；可灸。

20. 风池（GB20）

[定位] 在项部，当枕骨之下，与风府相平，胸锁乳突肌与斜方肌上端之间的凹陷处（如图2-69）。

[功效] 平肝熄风，清热解表，清头明目。

[主治] 头痛、眩晕、目赤肿痛、鼻渊、鼻衄、耳鸣、耳聋、颈项强痛、感冒、癫痫、中风、热病、疟疾、瘿气。

[刺灸法] 针尖微下，向鼻尖斜刺0.8~1.2寸，或平刺透风府穴，**深部为延髓，必须严格掌握针刺角度与深度**；可灸。

21. 肩井（GB21）

[定位] 在肩上，前对乳中，当大椎与肩峰连线的中点（如图2-71）。

[功效] 祛风清热，通经理气，豁痰开郁。

［主治］头项强痛、肩背疼痛、上肢不遂、难产、乳痛、乳汁不下、瘰疬。

［刺灸法］直刺0.5～0.8寸，**深部正当肺尖，不可深刺，孕妇禁针**；可灸。

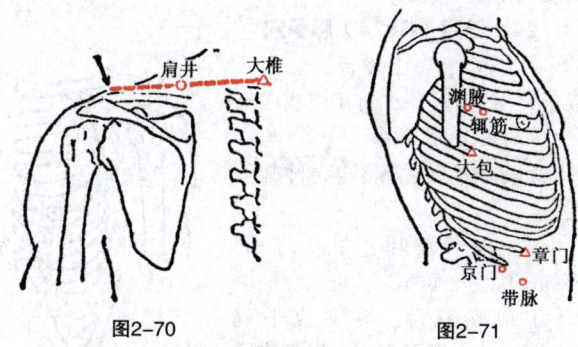

图2-70　　　　　　　图2-71

22. 渊腋（GB22）

［定位］在侧胸部，举臂，当腋中线上，腋下3寸，第4肋间隙中（如图2-71）。

［功效］宽胸止痛，消肿通经。

［主治］胸痛、胁痛、上肢痹痛。

［刺灸法］斜刺或平刺0.5～0.8寸，**不可深刺，以免伤及内部重要脏器**。

23. 辄（zhé）筋（GB23）

［定位］在侧胸部，渊腋前1寸，平乳头，第4肋间隙中（如图2-71）。

[功效] 降逆止痛，理气止痛。

[主治] 胸痛、胁痛、气喘、呕吐、吞酸。

[刺灸法] 斜刺或平刺0.5～0.8寸，不可深刺，以免伤及内部重要脏器。

24. 日月（GB24）胆募穴

[定位] 在上腹部，当乳头直下，第7肋间隙，前正中线旁开4寸（如图2-72）。

[功效] 疏肝利胆，健脾降逆。

[主治] 呕吐、吞酸、胁肋疼痛、呃逆、黄疸。

[刺灸法] 斜刺或平刺0.5～0.8寸，不可深刺，以免伤及内部重要脏器；可灸。

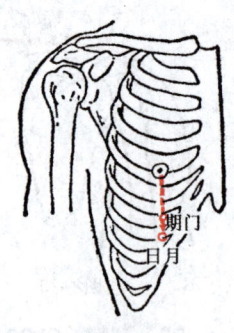

图2-72

25. 京门（GB25）肾募穴

[定位] 在侧腰部，章门后1.8寸，当第12肋骨游离端的下方（如图2-71）。

[功效] 健脾，益肾利水。

[主治] 小便不利、水肿、腰痛、胁痛、腹胀、泻泄。

[刺灸法] 直刺0.3～0.5寸，不可深刺，以免伤及内部重要脏器；可灸。

26. 带脉（GB26）

[定位] 在侧腹部，章门下1.8寸，当第11肋骨游离

端下方垂线与脐水平线的交点上（如图2-71）。

[功效] 调经，健脾，固带。

[主治] 经闭、月经不调、带下、腹痛、疝气、腰胁痛。

[刺灸法] 直刺1～1.5寸；可灸。

27. 五枢（GB27）

[定位] 在侧腹部，在髂前上棘的前方，横平脐下3寸处（如图2-73）。

[功效] 调经固带，理气止痛。

[主治] 腹痛、疝气、带下、便秘、阴挺。

[刺灸法] 直刺1～1.5寸；可灸。

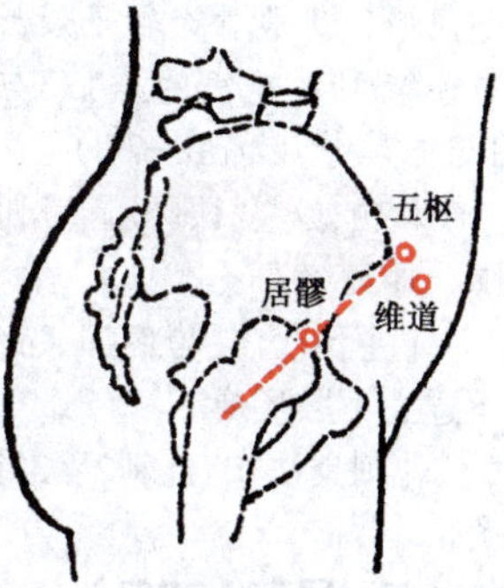

图2-73

28. 维道（GB28）

[定位] 在侧腹部，当髂前上棘的前下方，五枢前下0.5寸（如图2-73）。

[功效] 调经固带，利水止痛。

[主治] 腹痛、疝气、带下、阴挺。

[刺灸法] 直刺或向前下方斜刺1～1.5寸；可灸。

29. 居髎（GB29）

[定位] 在髋部，当髂前上棘与股骨大转子最凸点连线的中点处（如图2-73）。

［功效］疏通经络，行气止痛。

［主治］腰痛、下肢痿痹、瘫痪、疝气。

［刺灸法］直刺1~1.5寸；可灸。

30. 环跳（GB30）

［定位］在股外侧部，侧卧屈股，当股骨大转子最凸点与骶管裂孔连线的外1/3与中1/3交点处（如图2-74）。

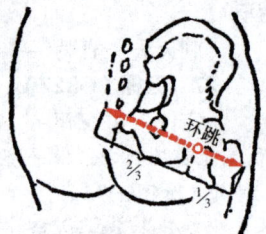

图2-74

［功效］祛风湿，利腰腿，通经络。

［主治］腰胯疼痛、半身不遂、下肢痿痹。

［刺灸法］直刺2~3寸；可灸。

31. 风市（GB31）

［定位］在大腿外侧部的中线上，当腘横纹上7寸，或直立垂手时，中指尖处（如图2-75）。

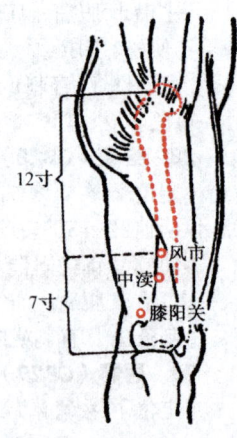

图2-75

［功效］祛风化湿，疏通经络。

［主治］半身不遂、下肢痿痹、遍身瘙痒、脚气。

［刺灸法］直刺1~2寸；可

灸。

32. 中渎（dú）（GB32）

［定位］在大腿外侧，当风市下2寸，或腘横纹上5寸，股外侧肌与股二头肌之间（如图2-75）。

［功效］祛风湿，疏经络。

［主治］下肢痿痹麻木、半身不遂。

［刺灸法］直刺1~1.5寸；可灸。

33. 膝阳关（GB33）

［定位］在膝外侧，当阳陵泉上3寸，股骨外上髁上方的凹陷处（如图2-75）。

［功效］化湿散寒，疏通经络。

［主治］膝腘肿痛挛急、小腿麻木。

［刺灸法］直刺0.8~1寸。

34. 阳陵泉（GB34）合穴；胆下合穴；八会穴之筋会

［定位］在小腿外侧，当腓骨头前下方凹陷处（如图2-76）。

［功效］疏肝利胆，舒筋活络。

［主治］胁痛、口苦、呕吐、半身不遂、下肢痿痹、脚气、黄疸、小儿惊风。

［刺灸法］直刺1~1.5寸；可灸。

35. 阳交（GB35）阳维脉郄穴

［定位］在小腿外侧，当外踝尖上7寸，腓骨后缘（如图2-76）。

[功效] 疏肝利胆，定惊安神。

[主治] 胸胁胀满、下肢痿痹、癫狂。

[刺灸法] 直刺1~1.5寸；可灸。

36. 外丘（GB36）郄穴

[定位] 在小腿外侧，当外踝尖上7寸，腓骨前缘，平阳交（如图2-76）。

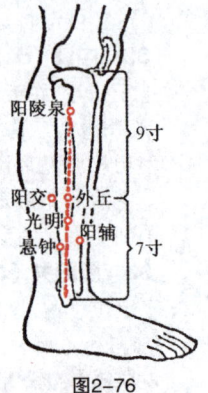

图2-76

[功效] 疏肝宽胸，安神镇痉。

[主治] 颈项强痛、胸胁胀满、下肢痿痹、癫狂。

[刺灸法] 直刺1~1.5寸；可灸。

37. 光明（GB37）络穴

[定位] 在小腿外侧，当外踝尖上5寸，腓骨前缘（如图2-76）。

[功效] 清肝明目，通络止痛。

[主治] 目痛、夜盲、下肢痿痹、乳房胀痛。

[刺灸法] 直刺1~1.5寸；可灸。

38. 阳辅（GB38）

[定位] 在小腿外侧，当外踝尖上4寸，腓骨前缘稍前方（如图2-76）。

[功效] 祛风清热，疏通经络。

[主治] 偏头痛、目外眦痛、咽喉肿痛、瘰疬、胸胁胀痛、脚气、下肢痿痹、半身不遂。

[刺灸法] 直刺0.8~1寸；可灸。

39. 悬钟（GB39）八会穴之髓会

[定位] 在小腿外侧，当外踝尖上3寸，腓骨前缘（如图2-76）。

[功效] 平肝熄风，益肾壮骨，通经活络。

[主治] 项强、胸胁胀痛、下肢痿痹、咽喉肿痛、脚气、半身不遂、痔疾。

[刺灸法] 直刺0.8~1寸；可灸。

40. 丘墟（GB40）原穴

[定位] 在足外踝的前下方，当趾长伸肌腱的外侧凹陷中（如图2-77）。

[功效] 扶正祛邪，疏肝健脾。

[主治] 颈项痛、胸胁胀痛、下肢痿痹、疟疾。

[刺灸法] 直刺0.5~0.8寸；可灸。

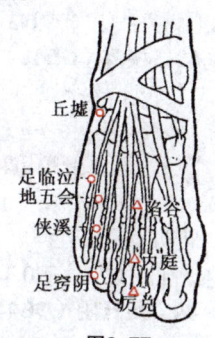

图2-77

41. 足临泣（GB41）输穴；八脉交会穴，通于带脉

[定位] 在足背外侧，当足4趾本节（第4趾跖关节）的后方，小趾伸肌腱外侧凹陷处（如图2-77）。

［功效］平肝熄风，化痰消肿。

［主治］目赤肿痛、胁肋疼痛、月经不调、遗溺、乳痛、瘰疬、疟疾、足跗疼痛。

［刺灸法］直刺0.3~0.5寸；可灸。

42. 地五会（GB42）

［定位］在足背外侧，当足4趾本节（第4趾跖关节）的后方，第4、第5跖骨之间，小趾伸肌腱的内侧缘（如图2-77）。

［功效］散风清热，疏肝消肿。

［主治］头痛、目赤、耳鸣、胁痛、乳痛、内伤出血、足背肿痛。

［刺灸法］直刺0.3~0.5寸；可灸。

43. 侠溪（GB43）荥穴

［定位］在足背外侧，当足第4、第5趾间，趾蹼缘后方赤白肉际（如图2-77）。

［功效］平肝熄风，疏肝宁心。

［主治］头痛、目眩、耳鸣、耳聋、目赤肿痛、热病、胁肋疼痛、乳痛。

［刺灸法］直刺0.3~0.5寸；可灸。

44. 足窍阴（GB44）井穴

［定位］在足第4趾末节外侧，距趾甲角0.1寸（如图2-77）。

［功效］平肝熄风，聪耳明目。

［主治］头痛、目赤肿痛、耳聋、咽喉肿痛、热病、

失眠、胁痛、咳逆、月经不调。

[刺灸法] 浅刺0.1寸,或点刺出血;可灸。

【记忆小结1】足少阳胆经穴位一览表(如表2-12)。

表2-12 足少阳胆经穴位一览表

穴 位	定 位	主 治
瞳子髎 (GB1)	在面部,目外眦旁,当眶外侧缘处	头痛、目赤肿痛、目翳、青盲
听会 (GB2)	在面部,当耳屏间切迹的前方,下颌骨髁状突的后缘,张口有凹陷处	耳鸣、耳聋、聤耳、面痛、齿痛、口㖞
上关 (GB3)	在耳前,下关直上,当颧弓的上缘凹陷处	偏头痛、耳鸣、耳聋、聤耳、口眼㖞斜、齿痛、口噤
颔厌 (GB4)	在头部鬓发上,当头维与曲鬓弧形连线的上1/4与下3/4交点处	偏头痛、目眩、耳鸣、齿痛、癫痫
悬颅 (GB5)	在头部鬓发上,当头维与曲鬓弧形连线的中点处	偏头痛、目赤肿痛、齿痛
悬厘 (GB6)	在头部鬓发上,当头维与曲鬓弧形连线的上3/4与下1/4交点处	偏头痛、目赤肿痛、耳鸣

续表

穴位	定位	主治
曲鬓 （GB7）	在头部，当耳前鬓角发际后缘的垂线与耳尖水平线交点处	头痛、齿痛、牙关禁闭、暴喑
率谷* （GB8）	在头部，当耳尖直上入发际1.5寸，角孙直上方	偏头痛、眩晕、小儿急慢性惊风
天冲 （GB9）	在头部，当耳根后缘直上入发际2寸，率谷后0.5寸处	头痛、牙龈肿痛、癫疾
浮白 （GB10）	在头部，当耳后乳突的后上方，天冲与完骨的弧形连线的中1/3与上1/3交点处	头痛、耳鸣、耳聋、目痛、瘿气
头窍阴 （GB11）	在头部，当耳后乳突的后上方，天冲与完骨的弧形连线的中1/3与下1/3交点处	头痛、耳鸣、耳聋
完骨 （GB12）	在头部，当耳后乳突的后下方的凹陷处	头痛、颈项强痛、齿痛、口㖞、疟疾、癫痫
本神 （GB13）	在头部，当前发际上0.5寸，神庭与头维连线的内2/3与外1/3的交点处	头痛、目眩、癫痫、小儿惊风
阳白* （GB14）	在前额部，当瞳孔直上，眉上1寸	头痛、目眩、目痛、视物模糊、眼睑瞤动

续表

穴 位	定 位	主 治
头临泣* （GB15）	在头部，当瞳孔直上入前发际0.5寸，神庭与头维连线的中点	头痛、目眩、流泪、鼻塞、小儿惊痫
目窗 （GB16）	在头部，当前发际上1.5寸，头正中线旁开2.25寸	头痛、目赤肿痛、青盲、鼻塞、癫痫、面部浮肿
正营 （GB17）	在头部，当前发际上2.5寸，头正中线旁开2.25寸	头痛、目眩、唇吻强急、齿痛
承灵 （GB18）	在头部，当前发际上4寸，头正中线旁开2.25寸	头痛、眩晕、目痛、鼻塞、衄血
脑空 （GB19）	在头部，当枕外隆凸的上缘外侧，头正中线旁开2.25寸，平脑户	头痛、目眩、颈项强痛、癫狂痫
风池* （GB20）	在项部，当枕骨之下，与风府相平，胸锁乳突肌与斜方肌上端之间的凹陷处	头痛、眩晕、目赤肿痛、鼻渊、鼻衄、耳鸣、耳聋、颈项强痛、感冒、癫痫、中风、热病、疟疾、瘿气
肩井* （GB21）	在肩上，前对乳中，当大椎与肩峰连线的中点	头项强痛、肩背疼痛、上肢不遂、难产、乳痈、乳汁不下、瘰疬

续表

穴 位	定 位	主 治
渊腋 (GB22)	在侧胸部,举臂,当腋中线上,腋下3寸,第4肋间隙中	胸痛、胁痛、上肢痹痛
辄筋 (GB23)	在侧胸部,渊腋前1寸,平乳头,第4肋间隙中	胸痛、胁痛、气喘、呕吐、吞酸
日月* (GB24)	在上腹部,当乳头直下,第7肋间隙,前正中线旁开4寸	呕吐、吞酸、胁肋疼痛、呃逆、黄疸
京门 (GB25)	在侧腰部,章门后1.8寸,当第12肋骨游离端的下方	小便不利、水肿、腰痛、胁痛、腹胀、泻泄
带脉* (GB26)	在侧腹部,章门下1.8寸,当第11肋骨游离端下方垂线与脐水平线的交点上	经闭、月经不调、带下、腹痛、疝气、腰胁痛
五枢 (GB27)	在侧腹部,在髂前上棘的前方,横平脐下3寸处	腹痛、疝气、带下、便秘、阴挺
维道 (GB28)	在侧腹部,当髂前上棘的前下方,五枢前下0.5寸	腹痛、疝气、带下、阴挺
居髎 (GB29)	在髋部,当髂前上棘与股骨大转子最凸点连线的中点处	腰痛、下肢痿痹、瘫痪、疝气

续表

穴 位	定 位	主 治
环跳 * (GB30)	在股外侧部,侧卧屈股,当股骨大转子最凸点与骶管裂孔连线的外1/3与中1/3交点处	腰胯疼痛、半身不遂、下肢痿痹
风市 * (GB31)	在大腿外侧部的中线上,当腘横纹上7寸,或直立垂手时,中指尖处	半身不遂、下肢痿痹、遍身瘙痒、脚气
中渎 (GB32)	在大腿外侧,当风市下2寸,或腘横纹上5寸,股外侧肌与股二头肌之间	下肢痿痹麻木、半身不遂
膝阳关 (GB33)	在膝外侧,当阳陵泉上3寸,股骨外上髁上方的凹陷处	膝腘肿痛挛急、小腿麻木
阳陵泉 * (GB34)	在小腿外侧,当腓骨头前下方凹陷处	胁痛、口苦、呕吐、半身不遂、下肢痿痹、脚气、黄疸、小儿惊风
阳交 (GB35)	在小腿外侧,当外踝尖上7寸,腓骨后缘	胸胁胀满、下肢痿痹、癫狂
外丘 (GB36)	在小腿外侧,当外踝尖上7寸,腓骨前缘,平阳交	颈项强痛、胸胁胀满、下肢痿痹、癫狂
光明 * (GB37)	在小腿外侧,当外踝尖上5寸,腓骨前缘	目痛、夜盲、下肢痿痹、乳房胀痛

续表

穴 位	定 位	主 治
阳辅 (GB38)	在小腿外侧，当外踝尖上4寸，腓骨前缘稍前方	偏头痛、目外眦痛、咽喉肿痛、瘰疬、胸胁胀痛、脚气、下肢痿痹、半身不遂
悬钟* (GB39)	在小腿外侧，当外踝尖上3寸，腓骨前缘	项强、胸胁胀痛、下肢痿痹、咽喉肿痛、脚气、半身不遂、痔疾
丘墟* (GB40)	在足外踝的前下方，当趾长伸肌腱的外侧凹陷中	颈项痛、胸胁胀痛、下肢痿痹、疟疾
足临泣* (GB41)	在足背外侧，当足4趾本节（第4趾跖关节）的后方，小趾伸肌腱外侧凹陷处	目赤肿痛、胁肋疼痛、月经不调、遗溺、乳痈、瘰疬、疟疾、足跗疼痛
地五会 (GB42)	在足背外侧，当足4趾本节（第4趾跖关节）的后方，第4、第5跖骨之间，小趾伸肌腱的内侧缘	头痛、目赤、耳鸣、胁痛、乳痈、内伤出血、足背肿痛
侠溪 (GB43)	在足背外侧，当足第4、第5趾间，趾蹼缘后方赤白肉际	头痛、目眩、耳鸣、耳聋、目赤痛、热病、胁肋疼痛、乳痈
足窍阴 (GB44)	在足第4趾末节外侧，距趾甲角0.1寸	头痛、目赤肿痛、耳聋、咽喉肿痛、热病、失眠、胁痛、咳逆、月经不调

【记忆小结2】足少阳胆经穴位总图（如图2-78）。

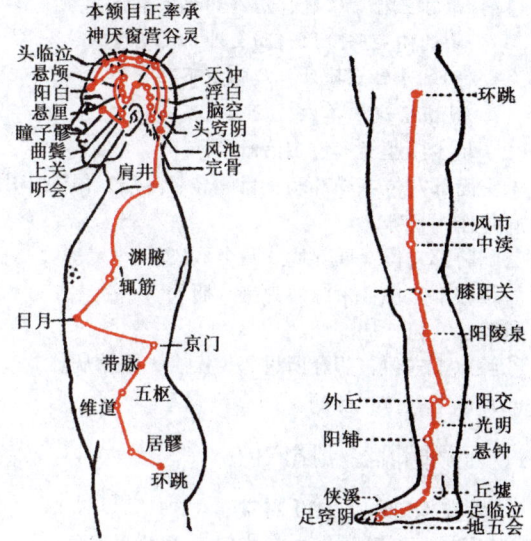

图2-78 足少阳胆经穴位总图

【记忆重点】
（1）足少阳胆经所属穴位歌诀：

　　　足少阳经瞳子髎，四十四穴行迢迢，
　　听会上关颔厌集，悬颅悬厘曲鬓翘，
　　率谷天冲浮白次，窍阴完骨本神邀，
　　阳白临泣目窗辟，正营承灵脑空摇，

风池肩井渊腋部，辄筋日月京门标，
　　带脉五枢维道续，居髎环跳风市招，
　　中渎阳关阳陵穴，阳交外丘光明青，
　　阳辅悬钟丘墟外，足临泣下跖骨间，
　　地五会连侠溪穴，足窍阴在四趾梢。

（2）足少阳胆经穴位主治概要：

①头面部穴位：局部病，目、鼻、耳病；风池作用广泛，肩井作用特殊。

②胸胁部穴位：局部病。两个募穴。

③腰腹部穴位：带脉病为主，疝气。

④股部穴位：局部病。

⑤膝以下穴位：胆经所过部位疾患，胆腑病。

⑥踝以下穴位：热病。

十二、足厥阴肝经所属穴位

1. 大敦（dūn）（LR1）井穴

［定位］ 在足大趾末节外侧，距趾甲角0.1寸（指寸）（如图2-79）。

［功效］ 调理肝气，镇痉宁神。

［主治］ 疝气、遗尿、月经不调、经闭、崩漏、阴挺、癫痫。

［刺灸法］ 斜刺0.1~0.2寸，或点刺出血；可灸。

2. 行间（LR2）荥穴

［定位］ 在足背侧，当第1、第2趾间，趾蹼缘的后方

赤白肉际处（如图2-79）。

[功效] 平肝熄风，宁心安神。

[主治] 头痛、目眩、目赤肿痛、青盲、口㖞、胁痛、疝气、小便不利、崩漏、癫痫、月经不调、痛经、带下、中风。

[刺灸法] 直刺0.5~0.8寸；可灸。

3. 太冲（LR3）输穴；原穴

[定位] 在足背侧，当第1跖骨间隙的后方凹陷处（如图2-79）。

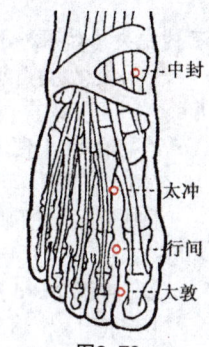

图2-79

[功效] 平肝熄风，健脾化湿。

[主治] 头痛、眩晕、目赤肿痛、口㖞、胁痛、遗尿、疝气、崩漏、月经不调、癫痫、呃逆、小儿惊风、下肢痿痹。

[刺灸法] 直刺0.5~0.8寸；可灸。

4. 中封（LR4）经穴

[定位] 在足背侧，当足内踝前，商丘与解溪连线之间，胫骨前肌腱的内侧凹陷处（如图2-79）。

[功效] 疏肝健脾，理气消疝。

[主治] 疝气、遗精、小便不利、腹痛、内踝肿痛。

[刺灸法] 直刺0.5~0.8寸；可灸。

5. 蠡沟（LR5）络穴

[定位] 在小腿内侧，当足内踝尖上5寸，胫骨内侧

面的中央（如图2-80）。

[功效] 益肝调经，清热消肝。

[主治] 小便不利、遗尿、月经不调、带下、下肢痿痹。

[刺灸法] 平刺0.5~0.8寸；可灸。

6. 中都（LR6）郄穴

[定位] 在小腿内侧，当足内踝尖上7寸，胫骨内侧面的中央（如图2-80）。

[功效] 益肝藏血，行气止痛。

[主治] 疝气、崩漏、腹痛、泻泄、恶露不尽。

[刺灸法] 平刺0.5~0.8寸；可灸。

7. 膝关（LR7）

[定位] 在小腿内侧，当胫骨内上髁的后下方，阴陵泉后1寸，腓肠肌内侧头的上部（如图2-80）。

[功效] 温经化湿，祛风消肿。

[主治] 膝髌肿痛、下肢痿痹。

[刺灸法] 直刺1~1.5寸；可灸。

8. 曲泉（LR8）合穴

[定位] 在膝内侧，屈膝，当膝关节内侧面横纹内侧端，股骨内侧髁的后缘，半腱肌、半膜肌止端的前缘凹陷

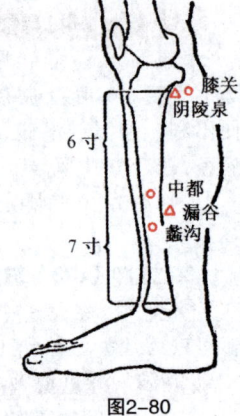

图2-80

处（如图2-81）。

[功效] 疏肝解郁，通调前阴。

[主治] 腹痛、小便不利、遗精、阴痒、膝痛、月经不调、痛经、带下。

[刺灸法] 直刺1~1.5寸；可灸。

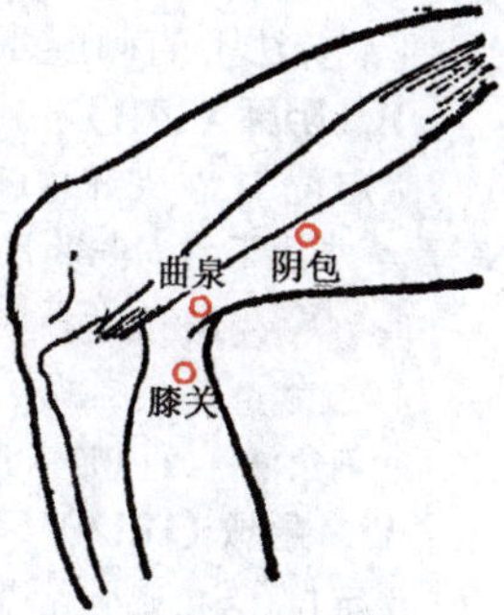

9. 阴包（LR9）

[定位] 在大腿内侧，当股骨内上髁上4寸，股内肌与缝匠肌之间（如图2-81）。

图2-81

[功效] 通调前阴，益肾健腰。

[主治] 腹痛、遗尿、小便不利、月经不调。

[刺灸法] 直刺1~1.5寸；可灸。

10. 足五里（LR10）

[定位] 在大腿内侧，当气冲直下3寸，大腿根部，耻骨结节的下方，长收肌的外缘（如图2-82）。

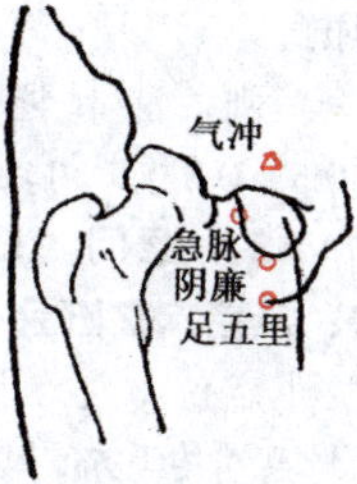

图2-82

[功效] 清肝健脾，通调前阴。

[主治] 小腹痛、小便不通、阴挺、睾丸肿痛、嗜

卧、瘰疬。

[刺灸法] 直刺1~1.5寸；可灸。

11. 阴廉（LR11）

[定位] 在大腿内侧，当气冲直下2寸，大腿根部，耻骨结节的下方，长收肌的外缘（如图2-82）。

[功效] 调经种子，舒筋活络。

[主治] 月经不调、带下、小腹痛。

[刺灸法] 直刺1~1.5寸；可灸。

12. 急脉（LR12）

[定位] 在耻骨结节的外侧，当气冲外下方腹股沟动脉搏动处，当正中线旁2.5寸（如图2-82）。

[功效] 调肝止痛，理气导疝。

[主治] 疝气、小腹痛、阴挺。

[刺灸法] 避开动脉，直刺0.5~0.8寸；可灸。

13. 章门（LR13）脾募穴；八会穴之脏会

[定位] 在侧腹部，当第11肋游离端的下方（如图2-83）。

[功效] 健脾消胀，和胃利胆。

[主治] 腹痛、腹胀、泻泄、胁痛、痞块。

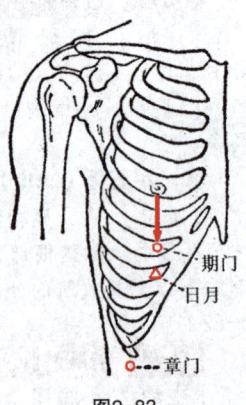

图2-83

［刺灸法］斜刺0.5~0.8寸；可灸。

14. 期门（LR14）肝募穴

［定位］在胸部，当乳头直下，第6肋间隙，前正中线旁开4寸（如图2-83）。

［功效］疏肝健脾，和胃降逆。

［主治］胸胁胀痛、腹胀、呕吐、乳痈。

［刺灸法］斜刺或平刺0.5~0.8寸；可灸。

【记忆小结1】足厥阴肝经穴位一览表（如表2-13）。

表2-13 足厥阴肝经穴位一览表

穴位	定位	主治
大敦* （LR1）	在足大趾末节外侧，距趾甲角0.1寸（指寸）	疝气、遗尿、月经不调、经闭、崩漏、阴挺、癫痫
行间* （LR2）	在足背侧，当第1、第2趾间，趾蹼缘的后方赤白肉际处	头痛、目眩、目赤肿痛、青盲、口㖞、胁痛、疝气、小便不利、崩漏、癫痫、月经不调、痛经、带下、中风
太冲* （LR3）	在足背侧，当第1跖骨间隙的后方凹陷处	头痛、眩晕、目赤肿痛、口㖞、胁痛、遗尿、疝气、崩漏、月经不调、癫痫、呃逆、小儿惊风、下肢痿痹
中封* （LR4）	在足背侧，当足内踝前，商丘与解溪连线之间，胫骨前肌腱的内侧凹陷处	疝气、遗精、小便不利、腹痛、内踝肿痛

续表

穴位	定 位	主 治
蠡沟 (LR5)	在小腿内侧,当足内踝尖上5寸,胫骨内侧面的中央	小便不利、遗尿、月经不调、带下、下肢痿痹
中都 (LR6)	在小腿内侧,当足内踝尖上7寸,胫骨内侧面的中央	疝气、崩漏、腹痛、泄泻、恶露不尽
膝关 (LR7)	在小腿内侧,当胫骨内上髁的后下方,阴陵泉后1寸,腓肠肌内侧头的上部	膝髌肿痛、下肢痿痹
曲泉* (LR8)	在膝内侧,屈膝,当膝关节内侧面横纹内侧端,股骨内侧髁的后缘,半腱肌、半膜肌止端的前缘凹陷处	腹痛、小便不利、遗精、阴痒、膝痛、月经不调、痛经、带下
阴包 (LR9)	在大腿内侧,当股骨内上髁上4寸,股内肌与缝匠肌之间	腹痛、遗尿、小便不利、月经不调
足五里 (LR10)	在大腿内侧,当气冲直下3寸,大腿根部,耻骨结节的下方,长收肌的外缘	小腹痛、小便不通、阴挺、睾丸肿痛、嗜卧、瘰疬
阴廉 (LR11)	在大腿内侧,当气冲直下2寸,大腿根部,耻骨结节的下方,长收肌的外缘	月经不调、带下、小腹痛
急脉 (LR12)	在耻骨结节的外侧,当气冲外下方腹股沟动脉搏动处,当正中线旁2.5寸	疝气、小腹痛、阴挺

续表

穴 位	定 位	主 治
章门* （LR13）	在侧腹部，当第11肋游离端的下方	腹痛、腹胀、泻泄、胁痛、痞块
期门* （LR14）	在胸部，当乳头直下，第6肋间隙，前正中线旁开4寸	胸胁胀痛、腹胀、呕吐、乳痈

【记忆小结2】足厥阴肝经穴位总图（如图2-84）。

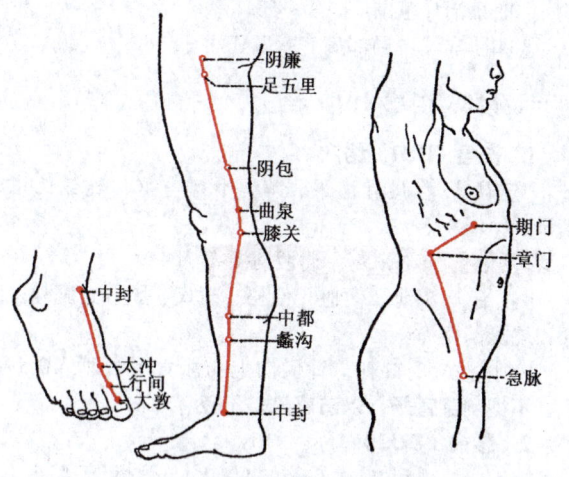

图2-84 足厥阴肝经穴位总图

【记忆重点】

（1）足厥阴肝经所属穴位歌诀：

一十四穴足厥阴，大敦行间太冲侵，

中封蠡沟中都迹，膝关曲泉阴包临，

五里阴廉急脉穴，章门常对期门深。

（2）足厥阴肝经穴位主治概要：

①足上穴位：肝经所过头面五官、胸、肺、肝、胆、胃、泌尿生殖系、下肢局部病变。

②踝至腹股沟穴位：泌尿生殖系、少腹痛、疝气、局部病。曲泉治疗范围广。

③胸胁穴位：局部病变、癫狂痫。

十三、督脉所属穴位

1. 长强（DU1）络穴

［定位］在尾骨端下，当尾骨端与肛门连线的中点（如图2-85）。

［功效］宁神镇痉，通便消痔。

［主治］泻泄、便血、便秘、痔疾、脱肛、癫痫、腰脊和尾骶部疼痛。

［刺灸法］斜刺，针尖向上与骶骨平行刺入0.5~1寸，不得刺穿直肠，以防感染；不灸。

2. 腰俞（DU2）

［定位］在骶部，当后正中线上，适对骶管裂孔（如图2-85）。

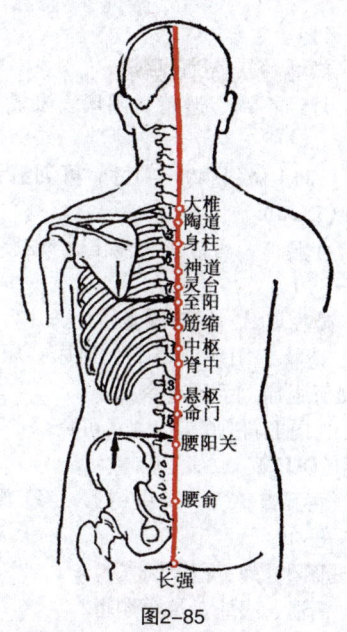

图2-85

[功效] 调经散热,散寒除湿。

[主治] 月经不调、痔疾、腰脊强痛、下肢痿痹、癫痫。

[刺灸法] 向上斜刺0.5~1寸;可灸。

3. 腰阳关(DU3)

[定位] 在腰部,当后正中线上,第4腰椎棘突下凹

陷中（如图2-85）。

[功效] 祛寒除湿，舒筋活络。

[主治] 月经不调、遗精、阳痿、腰骶痛、下肢痿痹。

[刺灸法] 向上微斜刺0.6~1寸；可灸。

4. 命门（DU4）

[定位] 在腰部，当后正中线上，第2腰椎棘突下凹陷中（如图2-85）。

[功效] 温益肾阳，舒筋镇痉。

[主治] 遗精、阳痿、带下、遗尿、尿频、月经不调、泻泄、腰脊强痛、手足逆冷。

[刺灸法] 向上斜刺0.5~1寸；可灸。

5. 悬枢（DU5）

[定位] 在腰部，当后正中线上，第1腰椎棘突下凹陷中（如图2-85）。

[功效] 助阳健脾、通调肠气。

[主治] 泻泄、腹痛、腰脊强痛。

[刺灸法] 向上微斜刺0.5~1寸；可灸。

6. 脊中（DU6）

[定位] 在背部，当后正中线上，第11胸椎棘突下凹陷中（如图2-85）。

[功效] 健脾利湿，宁神镇痉。

[主治] 泄泻、黄疸、痔疾、癫痫、小儿疳疾、脱肛、腰脊强痛。

[刺灸法] 向上微斜刺0.5～1寸。

7. 中枢（DU7）

[定位] 在背部，当后正中线上，第10胸椎棘突下凹陷中（如图2-85）。

[功效] 健脾利湿，清热止痛。

[主治] 黄疸、呕吐、腹满、腰脊强痛。

[刺灸法] 向上微斜刺0.5～1寸。

8. 筋缩（DU8）

[定位] 在背部，当后正中线上，第9胸椎棘突下凹陷中（如图2-85）。

[功效] 平肝熄风，宁神镇痉。

[主治] 癫痫、抽搐、背强、胃痛。

[刺灸法] 向上微斜刺0.5～1寸；可灸。

9. 至阳（DU9）

[定位] 在背部，当后正中线上，第7胸椎棘突下凹陷中（如图2-85）。

[功效] 利胆退黄，宽胸利膈。

[主治] 胸胁胀满、黄疸、咳嗽、气喘、背痛、脊强。

[刺灸法] 向上微斜刺0.5～1寸；可灸。

10. 灵台（DU10）

[定位] 在背部，当后正中线上，第6胸椎棘突下凹陷中（如图2-85）。

[功效] 清热化湿，止咳定喘。

［主治］咳嗽、气喘、疔疮、脊背强痛。

［刺灸法］向上斜刺0.5～1寸；可灸。

11. 神道（DU11）

［定位］在背部，当后正中线上，第5胸椎棘突下凹陷中（如图2-85）。

［功效］宁神安心，清热平喘。

［主治］心悸、健忘、咳嗽、脊背强痛。

［刺灸法］向上微斜刺0.5～1寸；可灸。

12. 身柱（DU12）

［定位］在背部，当后正中线上，第3胸椎棘突下凹陷中（如图2-85）。

［功效］宣肺清热，宁神镇痉。

［主治］咳嗽、气喘、癫痫、脊背强痛。

［刺灸法］向上微斜刺0.5～1寸；可灸。

13. 陶道（DU13）

［定位］在背部，当后正中线上，第1胸椎棘突下凹陷中（如图2-85）。

［功效］解表清热，截疟宁神。

［主治］头痛、疟疾、热病、脊强。

［刺灸法］向上微斜刺0.5～1寸；可灸。

14. 大椎（DU14）

［定位］在后正中线上，第7颈椎棘突下凹陷中（如图2-85）。

［功效］清热解表，截疟止痛。

[主治] 热病、疟疾、咳嗽、气喘、骨蒸盗汗、癫痫、头痛项强、肩背痛、腰脊强痛、风疹。

[刺灸法] 直刺0.5～1寸；可灸。

15. 哑门（DU15）

[定位] 在项部，当后发际正中直上0.5寸，第1颈椎下（如图2-86）。

[功效] 散风熄风，开窍醒神。

[主治] 暴喑、舌强不语、癫狂痫、头痛、项强。

[刺灸法] 直刺或向下斜刺0.5～1寸，不可向上斜刺或深刺。因为深部接近延髓，必须严格掌握针刺的角度和深度。

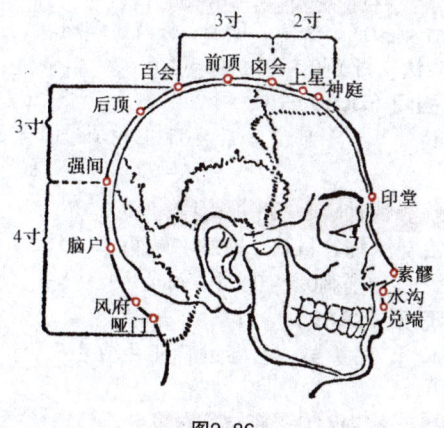

图2-86

16. 风府（DU16）

［定位］在项部，当后发际正中直上1寸，枕外隆凸直下，两斜方肌之间凹陷中（如图2-86）。

［功效］散风熄风，通关开窍。

［主治］头痛、项强、眩晕、咽喉肿痛、失音、癫狂、中风。

［刺灸法］直刺或向下斜刺0.5~1寸，**不可深刺，以免伤及深部延髓**。

17. 脑户（DU17）

［定位］在头部，当后发际正中直上2.5寸，风府上1.5寸，枕外隆凸的上缘凹陷处（如图2-86）。

［功效］醒神开窍，平肝熄风。

［主治］头痛、头晕、项强、失音、癫痫。

［刺灸法］平刺0.5~0.8寸；可灸。

18. 强间（DU18）

［定位］在头部，当后发际正中直上4寸（如图2-86）。

［功效］醒神宁心，平肝熄风。

［主治］头痛、目眩、项强、癫痫。

［刺灸法］平刺0.5~0.8寸；可灸。

19. 后顶（DU19）

［定位］在头部，当后发际正中直上5.5寸（如图2-86）。

［功效］醒神安神，熄风镇痉。

［主治］ 头痛、眩晕、癫狂痫。

［刺灸法］ 平刺0.5~0.8寸；可灸。

20. 百会（DU20）

［定位］ 在头部，当前发际正中直上5寸，或两耳连线的中点（如图2-86）。

［功效］ 熄风醒脑，升阳固脱。

［主治］ 头痛、眩晕、中风失语、癫狂、脱肛、泻泄、阴挺、健忘、不寐。

［刺灸法］ 平刺0.5~0.8寸；可灸。

21. 前顶（DU21）

［定位］ 在头部，当前发际正中直上3.5寸（如图2-86）。

［功效］ 熄风醒脑，宁神镇痉。

［主治］ 头痛、眩晕、鼻渊、癫痫。

［刺灸法］ 平刺0.5~0.8寸；可灸。

22. 囟会（DU22）

［定位］ 在头部，当前发际正中直上2寸（如图2-86）。

［功效］ 安神醒神，清热消肿。

［主治］ 头痛、眩晕、鼻渊、癫痫

［刺灸法］ 平刺0.5~0.8寸，**小儿前囟未闭者禁针**；可灸。

23. 上星（DU23）

［定位］ 在头部，当前发际正中直上1寸（如图

2-86)。

[功效] 熄风清热,宁神通便。

[主治] 头痛、目痛、鼻渊、鼻衄、癫狂、疟疾、热病。

[刺灸法] 平刺0.5～1寸;可灸。

24. 神庭(DU24)

[定位] 在头部,当前发际正中直上0.5寸(如图2-86)。

[功效] 宁神醒脑,降逆平喘。

[主治] 头痛、眩晕、失眠、鼻渊、癫痫。

[刺灸法] 平刺0.5～0.8寸;可灸。

25. 素髎(DU25)

[定位] 在面部,当鼻尖的正中央(如图2-86)。

[功效] 清热消肿,通利鼻窍。

[主治] 鼻渊、鼻衄、喘息、昏迷、惊厥、新生儿窒息。

[刺灸法] 向上斜刺0.3～0.5寸,或点刺出血。

26. 水沟(人中DU26)

[定位] 在面部,当人中沟的上1/3与中1/3交点处(如图2-86)。

[功效] 醒神开窍,清热熄风。

[主治] 昏迷、昏厥、癫狂痫、小儿惊风、口角㖞斜、腰脊强痛。

[刺灸法] 向上斜刺0.3～0.5寸,或用指甲按掐。

27. 兑端（DU27）

[定位] 在面部，当上唇的尖端，人中沟下端的皮肤与唇的移行部（如图2-86）。

[功效] 宁神醒脑，生津止咳。

[主治] 癫狂、齿龈肿痛、口喝、鼻衄。

[刺灸法] 向上斜刺0.2~0.3寸。

28. 龈交（DU28）

[定位] 在上唇内，唇系带与上齿龈的相接处（如图2-87）。

[功效] 宁神镇痉，清热消肿。

[主治] 癫狂、齿龈肿痛、口喝、口臭、鼻渊。

[刺灸法] 向上斜刺0.2~0.3寸，或点刺出血。

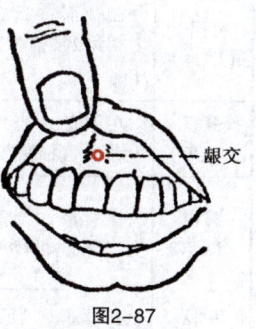

图2-87

【记忆小结1】督脉穴位一览表（表2-14）。

表2-14 督脉穴位一览表

穴位	定位	主治
长强* （DU1）	在尾骨端下，当尾骨端与肛门连线的中点	泻泄、便血、便秘、痔疾、脱肛、癫狂痫、腰脊和尾骶部疼痛

续表

穴位	定位	主治
腰俞 (DU2)	在骶部,当后正中线上,适对骶管裂孔	月经不调、痔疾、腰脊强痛、下肢痿痹、癫痫
腰阳关* (DU3)	在腰部,当后正中线上,第4腰椎棘突下凹陷中	月经不调、遗精、阳痿、腰骶痛、下肢痿痹
命门* (DU4)	在腰部,当后正中线上,第2腰椎棘突下凹陷中	遗精、阳痿、带下、遗尿、尿频、月经不调、泻泄、腰脊强痛、手足逆冷
悬枢 (DU5)	在腰部,当后正中线上,第1腰椎棘突下凹陷中	泻泄、腹痛、腰脊强痛
脊中 (DU6)	在背部,当后正中线上,第11胸椎棘突下凹陷中	泻泄、黄疸、痔疾、癫痫、小儿疳疾、脱肛、腰脊强痛
中枢 (DU7)	在背部,当后正中线上,第10胸椎棘突下凹陷中	黄疸、呕吐、腹满、腰脊强痛
筋缩 (DU8)	在背部,当后正中线上,第9胸椎棘突下凹陷中	癫痫、抽搐、背强、胃痛
至阳* (DU9)	在背部,当后正中线上,第7胸椎棘突下凹陷中	胸胁胀满、黄疸、咳嗽、气喘、背痛、脊强
灵台 (DU10)	在背部,当后正中线上,第6胸椎棘突下凹陷中	咳嗽、气喘、疔疮、脊背强痛

续表

穴 位	定 位	主 治
神道 (DU11)	在背部，当后正中线上，第5胸椎棘突下凹陷中	心悸、健忘、咳嗽、脊背强痛
身柱 (DU12)	在背部，当后正中线上，第3胸椎棘突下凹陷中	咳嗽、气喘、癫痫、脊背强痛
陶道 (DU13)	在背部，当后正中线上，第1胸椎棘突下凹陷中	头痛、疟疾、热病、脊强
大椎* (DU14)	在后正中线上，第7颈椎棘突下凹陷中	热病、疟疾、咳嗽、气喘、骨蒸盗汗、癫痫、头痛项强、肩背痛、腰脊强痛、风疹
哑门* (DU15)	在项部，当后发际正中直上0.5寸，第1颈椎下	暴喑、舌强不语、癫狂痫、头痛、项强
风府* (DU16)	在项部，当后发际正中直上1寸，枕外隆凸直下，两斜方肌之间凹陷中	头痛、项强、眩晕、咽喉肿痛、失音、癫狂、中风
脑户 (DU17)	在头部，当后发际正中直上2.5寸，风府上1.5寸，枕外隆凸的上缘凹陷处	头痛、头晕、项强、失音、癫痫
强间 (DU18)	在头部，当后发际正中直上4寸	头痛、目眩、项强、癫痫
后顶 (DU19)	在头部，当后发际正中直上5.5寸	头痛、眩晕、癫狂痫

续表

穴 位	定 位	主 治
百会* (DU20)	在头部，当前发际正中直上5寸，或两耳连线的中点	头痛、眩晕、中风失语、癫狂、脱肛、泻泄、阴挺、健忘、不寐
前顶 (DU21)	在头部，当前发际正中直上3.5寸	头痛、眩晕、鼻渊、癫痫
囟会 (DU22)	在头部，当前发际正中直上2寸	头痛、眩晕、鼻渊、癫痫
上星* (DU23)	在头部，当前发际正中直上1寸	头痛、目痛、鼻渊、鼻衄、癫狂、疟疾、热病
神庭 (DU24)	在头部，当前发际正中直上0.5寸	头痛、眩晕、失眠、鼻渊、癫痫
素髎* (DU25)	在面部，当鼻尖的正中央	鼻渊、鼻衄、喘息、昏迷、惊厥、新生儿窒息
水沟* (DU26)	在面部，当人中沟的上1/3与中1/3交点处	昏迷、昏厥、癫狂痫、小儿惊风、口角㖞斜、腰脊强痛
兑端 (DU27)	在面部，当上唇的尖端，人中沟下端的皮肤与唇的移行部	癫狂、齿龈肿痛、口㖞、鼻衄
龈交 (DU28)	在上唇内，唇系带与上齿龈的相接处	癫狂、齿龈肿痛、口㖞、口臭、鼻渊

【记忆小结2】督脉穴位总图（如图2-90、图2-91）。

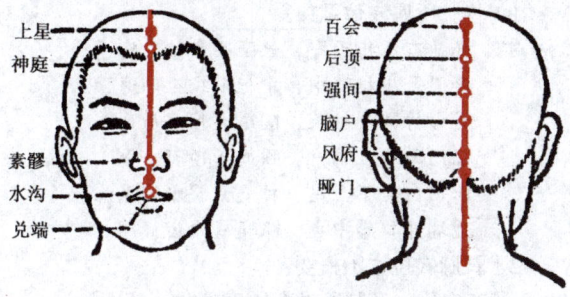

图2-88 督脉穴位总图之1

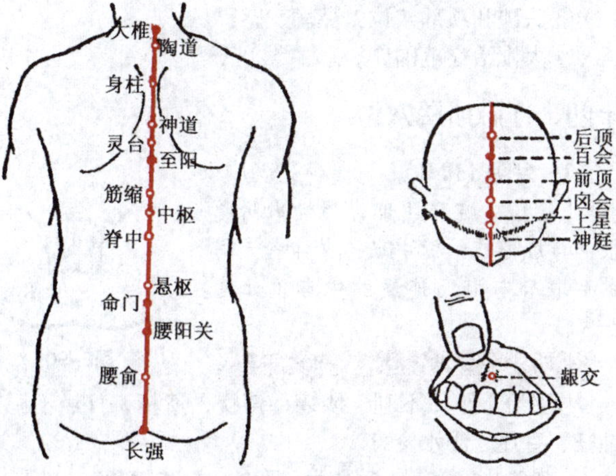

图2-89 督脉穴位总图之2

【记忆重点】
（1）督脉所属穴位歌诀：

　　　　督脉二八行于脊，长强腰俞阳关密，
　　　　命门悬枢接脊中，中枢筋缩至阳逸，
　　　　灵台神道身柱长，陶道大椎平肩列，
　　　　哑门风府上脑户，强间后顶百会率，
　　　　前顶囟会下上星，神庭素髎水沟系，
　　　　兑端开口唇中央，龈交唇内齿缝间。

（2）督脉穴位主治概要：
①所有穴位：经脉所过部位病变。
②所有穴位：神志病。
③头顶和项部穴位：鼻病、感冒。
④大椎治疗范围广。

十四、任脉所属穴位

1. 会阴（RN1）

[定位] 在会阴部，男性当阴囊根部与肛门连线的中点，女性当大阴唇后联合与肛门连线的中点（如图2-90）。

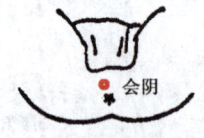

图2-90

[功效] 醒神镇惊，通调二阴。

[主治] 小便不利、阴痛、痔疾、遗精、月经不调、癫狂、昏迷、溺水窒息。

[刺灸法] 直刺0.5~1寸；可灸。**孕妇慎用。**

2. 曲骨（RN2）

［定位］在下腹部，当前正中线上，耻骨联合上缘的中点处（如图2-91）。

［功效］通利小便，调经止痛。

［主治］小便不利、遗尿、遗精、阳痿、痛经、月经不调、带下。

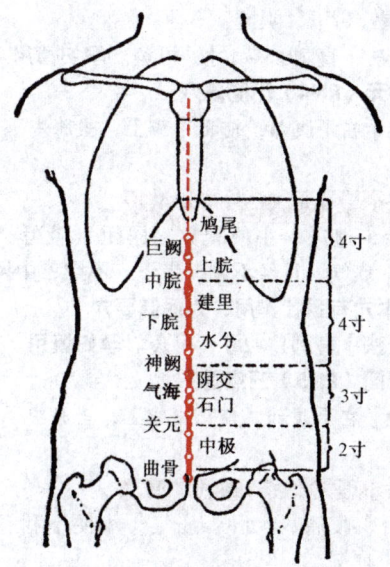

图2-91

[刺灸法]直刺0.5~1寸，内为膀胱，应在排尿后进行针刺；可灸。孕妇慎用。

3. 中极（RN3）膀胱募穴

[定位]在下腹部，前正中线上，当脐中下4寸（如图2-91）。

[功效]益肾兴阳，调经止带。

[主治]小便不利、遗尿、疝气、遗精、阳痿、月经不调、崩漏、带下、阴挺、不孕。

[刺灸法]直刺0.5~1寸；可灸。孕妇慎用。

4. 关元（RN4）小肠募穴

[定位]在下腹部，前正中线上，当脐中下3寸（如图2-91）。

[功效]培补元气，导赤通淋。

[主治]遗尿、小便频数、尿闭、泄泻、腹痛、遗精、阳痿、疝气、月经不调、带下、不孕、中风脱证、虚痨羸瘦（本穴有强壮作用，为保健要穴）。

[刺灸法]直刺1~2寸；可灸。孕妇慎用。

5. 石门（RN5）三焦募穴

[定位]在下腹部，前正中线上，当脐中下2寸（如图2-91）。

[功效]理气止痛，通利水道。

[主治]腹痛、水肿、疝气、小便不利、泄泻、经闭、带下、崩漏。

[刺灸法]直刺1~2寸；可灸。孕妇慎用。

6. 气海（RN6）肓之原穴

[定位] 在下腹部，前正中线上，当脐中下1.5寸（如图2-91）。

[功效] 益气助阳，调经固精。

[主治] 腹痛、泻泄、便秘、遗尿、疝气、遗精、阳痿、月经不调、经闭、崩漏、虚脱、形体羸瘦（**本穴有强壮作用，为保健要穴**）。

[刺灸法] 直刺1~2寸；可灸。孕妇慎用。

7. 阴交（RN7）

[定位] 在下腹部，前正中线上，当脐中下1寸（如图2-91）。

[功效] 调经固带，利水消肿。

[主治] 腹痛、疝气、水肿、月经不调、带下。

[刺灸法] 直刺1~2寸；可灸。孕妇慎用。

8. 神阙（RN8）

[定位] 在腹中部，脐中央（如图2-91）。

[功效] 温阳救逆，利水固脱。

[主治] 腹痛、泄泻、脱肛、水肿、虚脱。

[刺灸法] 因消毒不便，故一般不针，多用艾条灸或艾炷隔盐灸。

9. 水分（RN8）

[定位] 在上腹部，前正中线上，当脐中上1寸（如图2-91）。

[功效] 通调水道，理气止痛。

［主治］水肿、小便不通、腹泻、腹痛、反胃、吐食。

［刺灸法］直刺1~2寸；可灸。

10. 下脘（RN10）

［定位］在上腹部，前正中线上，当脐中上2寸（如图2-91）。

［功效］健脾和胃，降逆止呕。

［主治］腹痛、腹胀、泄泻、呕吐、食谷不化、痞块。

［刺灸法］直刺1~2寸；可灸。

11. 建里（RN11）

［定位］在上腹部，前正中线上，当脐中上3寸（如图2-91）。

［功效］和胃健脾，降逆利水。

［主治］胃痛、呕吐、食欲不振、腹胀、水肿。

［刺灸法］直刺1~2寸；可灸。

12. 中脘（RN12）胃募穴；八会穴之腑会

［定位］在上腹部，前正中线上，当脐中上4寸（如图2-91）。

［功效］和胃健脾，通降腑气。

［主治］胃痛、呕吐、吞酸、呃逆、腹胀、泄泻、黄疸、癫狂。

［刺灸法］直刺1~1.5寸；可灸。

13. 上脘（RN13）

［定位］在上腹部，前正中线上，当脐中上5寸（如图

2-91）。

[功效] 和胃降逆，化痰宁神。

[主治] 胃痛、呕吐、呃逆、腹胀、癫痫。

[刺灸法] 直刺1~1.5寸；可灸。

14. 巨阙（RN14）心募穴

[定位] 在上腹部，前正中线上，当脐中上6寸（如图2-91）。

[功效] 安神宁心，宽胸止痛。

[主治] 胸痛、心痛、心悸、呕吐、癫狂痫。

[刺灸法] 向上斜刺0.5~1寸，不可深刺，以免损伤肝脏；可灸。

15. 鸠尾（RN15）络穴；膏之原穴

[定位] 在上腹部，胸剑结合部下1寸（如图2-91）。

[功效] 安心宁神，宽胸定喘。

[主治] 胸痛、呃逆、腹胀、癫狂痫。

[刺灸法] 向上斜刺0.5~1寸。

16. 中庭（RN16）

[定位] 在胸部，当前正中线上，平第5肋间，即胸剑结合部（如图2-92）。

[功效] 宽胸消胀，降逆止呕。

[主治] 胸胁胀痛、心痛、呕吐、小儿吐乳。

[刺灸法] 平刺0.3~0.5寸；可灸。

17. 膻（dàn）中（RN17）心包募穴；八会穴之气会

[定位] 在胸部，当前正中线上，平第4肋间，两乳头

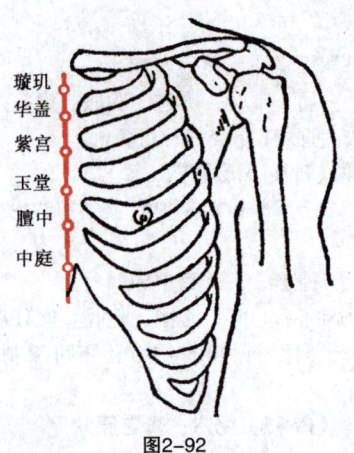

图2-92

连线的中点(如图2-92)。

[功效] 理气止痛,生津增液。

[主治] 咳嗽、气喘、胸痛、心悸、乳少、呕吐、噎(yē)膈。

[刺灸法] 平刺0.3~0.5寸;可灸。

18. 玉堂(RN18)

[定位] 在胸部,当前正中线上,平第3肋间(如图2-92)。

[功效] 宽胸止痛,止咳平喘。

[主治] 咳嗽、气喘、胸痛、呕吐。

[刺灸法] 平刺0.3~0.5寸;可灸。

19. 紫宫（RN19）

[定位] 在胸部，当前正中线上，平第2肋间（如图2-92）。

[功效] 宽胸理气，止咳平喘。

[主治] 咳嗽、气喘、胸痛。

[刺灸法] 平刺0.3~0.5寸；可灸。

20. 华盖（RN20）

[定位] 在胸部，当前正中线上，平第1肋间（如图2-92）。

[功效] 宽胸利膈，止嗽平喘。

[主治] 咳嗽、气喘、胸胁胀痛

[刺灸法] 平刺0.3~0.5寸；可灸。

21. 璇玑（jī）（RN21）

[定位] 在胸部，当前正中线上，天突下1寸（如图2-92）。

[功效] 宽胸利肺，止咳平喘。

[主治] 咳嗽、气喘、胸痛、咽喉肿痛。

[刺灸法] 平刺0.3~0.5寸；可灸。

22. 天突（RN22）

[定位] 在颈部，当前正中线上，胸骨上窝中央（如图2-93）。

[功效] 宣通肺气，消痰止咳。

[主治] 咳嗽、气喘、胸痛、咽喉肿痛、暴喑、瘿气、梅核气、噎膈。

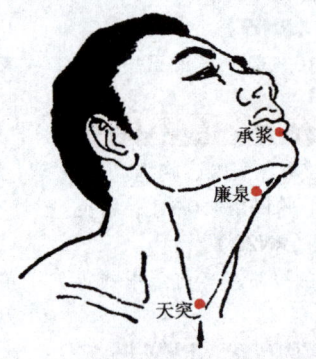

图2-93

[刺灸法] 先直刺0.2寸,然后将针尖转向下方,紧靠胸骨后方刺入1~1.5寸;可灸。

23. 廉泉（RN23）

[定位] 在颈部,当前正中线上,结喉上方,舌骨上缘凹陷处（如图2-93）。

[功效] 利喉舒舌,消肿止痛。

[主治] 舌下肿痛、舌纵流涎、舌强不语、暴喑、喉痹、吞咽困难。

[刺灸法] 向舌根斜刺0.5~0.8寸;可灸。

24. 承浆（RN24）

[定位] 在面部,当颏唇沟的正中凹陷处（如图2-92）。

[功效] 生津敛液,舒筋活络。

[主治] 口喎、齿龈肿痛、流涎、暴喑、癫狂。
[刺灸法] 斜刺0.3～0.5寸；可灸。

【记忆小结1】任脉穴位一览表（表2-15）。

表2-15 任脉穴位一览表

穴位	定 位	主 治
会阴 (RN1)	在会阴部，男性当阴囊根部与肛门连线的中点，女性当大阴唇后联合与肛门连线的中点	小便不利、阴痛、痔疾、遗精、月经不调、癫狂、昏迷、溺水窒息
曲骨 (RN2)	在下腹部，当前正中线上，耻骨联合上缘的中点处	小便不利、遗尿、遗精、阳痿、痛经、月经不调、带下
中极* (RN3)	在下腹部，前正中线上，当脐中下4寸	小便不利、遗尿、疝气、遗精、阳痿、月经不调、崩漏、带下、阴挺、不孕
关元* (RN4)	在下腹部，前正中线上，当脐中下3寸	遗尿、小便频数、尿闭、泄泻、腹痛、遗精、阳痿、疝气、月经不调、带下、不孕、中风脱证、虚劳羸瘦（本穴有强壮作用，为保健要穴）
石门 (RN5)	在下腹部，前正中线上，当脐中下2寸	腹痛、水肿、疝气、小便不利、泄泻、经闭、带下、崩漏

243

续表

穴位	定 位	主 治
气海* (RN6)	在下腹部，前正中线上，当脐中下1.5寸	腹痛、泻泄、便秘、遗尿、疝气、遗精、阳痿、月经不调、经闭、崩漏、虚脱、形体羸瘦（本穴有强壮作用，为保健要穴）
阴交 (RN7)	在下腹部，前正中线上，当脐中下1寸	腹痛、疝气、水肿、月经不调、带下
神阙* (RN8)	在腹中部，脐中央	腹痛、泄泻、脱肛、水肿、虚脱
水分 (RN9)	在上腹部，前正中线上，当脐中上1寸	水肿、小便不通、腹泻、腹痛、反胃、吐食
下脘* (RN10)	在上腹部，前正中线上，当脐中上2寸	腹痛、腹胀、泄泻、呕吐、食谷不化、痞块
建里* (RN11)	在上腹部，前正中线上，当脐中上3寸	胃痛、呕吐、食欲不振、腹胀、水肿
中脘* (RN12)	在上腹部，前正中线上，当脐中上4寸	胃痛、呕吐、吞酸、呃逆、腹胀、泄泻、黄疸、癫狂
上脘 (RN13)	在上腹部，前正中线上，当脐中上5寸	胃痛、呕吐、呃逆、腹胀、癫痫
巨阙 (RN14)	在上腹部，前正中线上，当脐中上6寸	胸痛、心痛、心悸、呕吐、癫狂痫
鸠尾 (RN15)	在上腹部，胸剑结合部下1寸	胸痛、呃逆、腹胀、癫狂痫

续表

穴位	定位	主治
中庭 (RN16)	在胸部,当前正中线上,平第5肋间,即胸剑结合部	胸胁胀痛、心痛、呕吐、小儿吐乳
膻中* (RN17)	在胸部,当前正中线上,平第4肋间,两乳头连线的中点	咳嗽、气喘、胸痛、心悸、乳少、呕吐、噎膈
玉堂 (RN18)	在胸部,当前正中线上,平第3肋间	咳嗽、气喘、胸痛、呕吐
紫宫 (RN19)	在胸部,当前正中线上,平第2肋间	咳嗽、气喘、胸痛
华盖 (RN20)	在胸部,当前正中线上,平第1肋间	咳嗽、气喘、胸胁胀痛
璇玑 (RN21)	在胸部,当前正中线上,天突下1寸	咳嗽、气喘、胸痛、咽喉肿痛
天突* (RN22)	在颈部,当前正中线上,胸骨上窝中央	咳嗽、气喘、胸痛、咽喉肿痛、暴喑、瘿气、梅核气、噎膈
廉泉* (RN23)	在颈部,当前正中线上,结喉上方,舌骨上缘凹陷处	舌下肿痛、舌纵流涎、舌强不语、暴喑、喉痹、吞咽困难
承浆* (RN24)	在面部,当颏唇沟的正中凹陷处	口喎、齿龈肿痛、流涎、暴喑、癫狂

【记忆小结2】任脉穴位总图(如图2-94)。

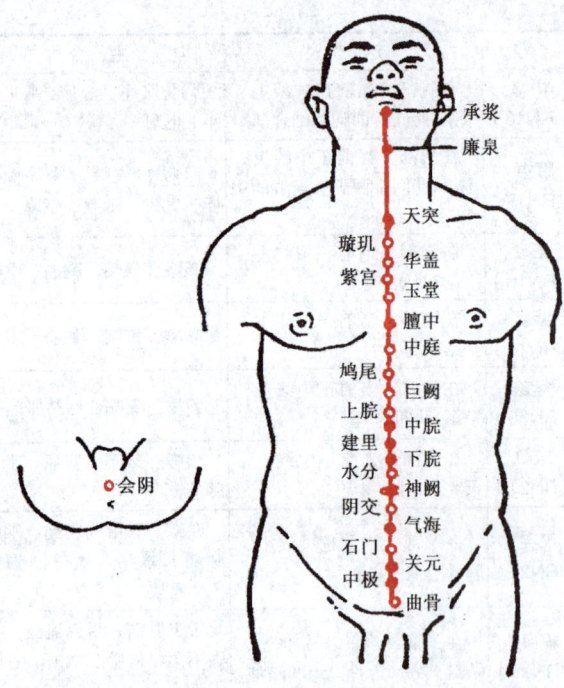

图2-94 任脉穴位总图

【记忆重点】

(1) 任脉所属穴位歌诀:

　　任脉廿四起会阴,曲骨中极关元针,

石门气海阴交生，神阙一寸上水分，
下脘建里中上脘，巨阙鸠尾步中庭，
膻中玉堂连紫宫，华盖璇玑天突逢，
廉泉承浆任脉终。

（2）任脉穴位主治概要：

以局部和就近病变为主，有的穴位有强壮作用，如中极、关元、气海、神阙。

十五、常用奇穴

（一）头颈部穴

1. 四神聪（EX-HN1）

[定位] 在头顶部，当百会前后左右各1寸，共4穴（如图2-95）。

[功效] 宁心安神，明目聪耳。

[主治] 头痛、眩晕、失眠、健忘、癫痫。

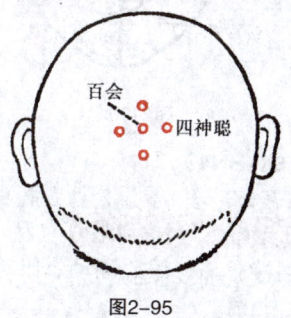

图2-95

［刺灸法］平刺0.5~0.8寸；可灸。

2. 印堂（EX-HN3）

［定位］在额部，两眉头的中间（如图2-96）。

［功效］镇痉清神，明月通鼻。

［主治］头痛、眩晕、鼻衄、鼻渊、小儿惊风、失眠。

［刺灸法］提捏局部皮肤，平刺0.3~0.5寸，或用三棱针点刺出血；可灸。

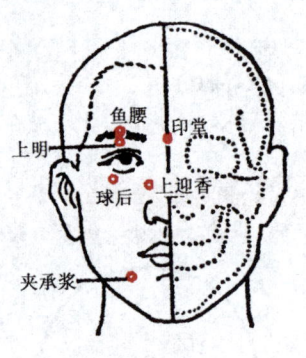

图2-96

3. 鱼腰（EX-HN4）

［定位］在额部，瞳孔直上，眉毛中（如图2-96）。

［功效］明目消肿，舒筋活络。

［主治］眉棱骨痛、眼睑瞤动、眼睑下垂、目赤肿痛、口眼㖞斜、目翳。

［刺灸法］平刺0.3~0.5寸；可灸。

4. 上明

［定位］在额部，眉弓中点，眶上缘下（如图2-96）。

［主治］目疾。

［功效］明目祛翳。

［刺灸法］轻压眼球向下，向眶缘缓慢直刺0.5~1.5寸，不提插。

5. 太阳（EX-HN5）

［定位］在颞部，当眉梢与目外眦之间，向后约一横指的凹陷中（如图2-98）。

［功效］清热消肿，止痛舒络。

［主治］头痛、目疾。

［刺灸法］直刺或斜刺0.3~0.5寸，或点刺出血。

6. 球后（EX-HN7）

［定位］在面部，当眶下缘外1/4与内3/4交界处（如图2-96）。

［功效］明目退翳，通络止痛。

［主治］目疾。

［刺灸法］轻压眼球向上，向眶缘缓慢直刺0.5~1.5寸，不提插。

7. 上迎香（EX-HN8）

［定位］在面部，当鼻翼软骨与鼻甲的交界处，近鼻唇沟上端处（如图2-96）。

[功效] 清热散风,明目通鼻。

[主治] 鼻渊、鼻部疮疖(jiē)。

[刺灸法] 向内上方平刺0.3~0.5寸;可灸。

8. 夹承浆

[定位] 在面部,承浆穴旁开1寸(如图2-96)。

[功效] 清热疏风。

[主治] 齿龈肿痛、口喎。

[刺灸法] 斜刺或平刺0.3~0.5寸;可灸。

9. 金津(EX-HN12)

[定位] 在口腔内,当舌下系带左侧静脉上(如图2-97)。

[功效] 清热消肿,清心降逆。

[主治] 口疮、舌强、舌肿、呕吐、消渴。

[刺灸法] 点刺出血。

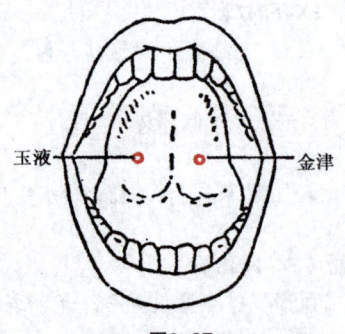

图2-97

10. 玉液（EX-HN13）

[定位]在口腔内,当舌下系带右侧静脉上(如图2-97)。

[功效]清热消肿,清心降逆。

[主治]口疮、舌强、舌肿、呕吐、消渴。

[刺灸法]点刺出血。

11. 牵正

[定位]在面颊部,耳垂前0.5~1寸处(如图2-98)。

[功效]软肌通络,清热消疮。

[主治]口㖞、口疮。

[刺灸法]向前斜刺0.5~0.8寸；可灸。

12. 翳明（EX-HN14）

[定位]在项部,当翳风穴后1寸(如图2-98)。

[功效]熄风宁神,退翳明目。

[主治]头痛、眩晕、目疾、耳鸣、失眠。

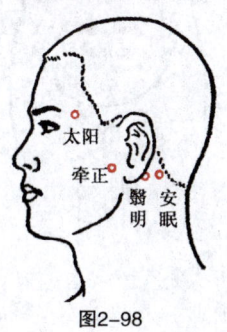

图2-98

[刺灸法] 直刺0.5～1寸；可灸。

13. 安眠

[定位] 在项部，当翳风穴与风池穴连线的中点（如图2-98）。

[功效] 平肝熄风，宁神镇痉。

[主治] 失眠、头痛、眩晕、心悸、癫狂。

[刺灸法] 直刺0.8～1.2寸；可灸。

（二）胸腹部穴

1. 子宫（EX-CA1）

[定位] 在下腹部，当脐中下4寸，中极旁开3寸（如图2-99）。

[功效] 调经种子，理气止痛。

[主治] 阴挺、月经不调、痛经、崩漏、不孕。

[刺灸法] 直刺0.8～1.2寸。

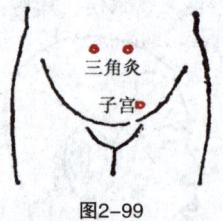

图2-99

2. 三角灸

[定位] 以两口角之间的长度为一边，作等边三角形，将顶角置于脐心，底边呈水平线，两底角处是该穴

（如图2-99）。

[功效] 理气止痛。

[主治] 疝气、腹痛。

[刺灸法] 艾炷灸5~7壮。

（三）背部穴

1. 定喘（EX-B1）

[定位] 在背部，当第7颈椎棘突下，旁开0.5寸（如图2-100）。

[功效] 止咳定喘，宣通肺气。

[主治] 哮喘、咳嗽、肩背痛。

[刺灸法] 直刺0.5~0.8寸；可灸。

2. 夹脊（EX-B2）

[定位] 在背腰部，当第1胸椎至第5腰椎棘突下两侧，后正中线旁开0.5寸，一侧17穴，左右共34穴（如图2-100）。

[功效] 调和五脏，通降腑气。

[主治] 适应范围较广，其中上胸部的穴位治疗心肺、上肢疾病；下胸部的穴位治疗胃肠疾病；腰部的穴位治疗腰腹及下肢疾病。

[刺灸法] 直刺0.3~0.5寸；或用梅花针扣刺；可灸。

3. 胃脘下俞（EX-B3）

[定位] 在背部，当第8胸椎棘突下，旁开1.5寸（如图2-100）。

[功效] 和胃化痰，理气止痛。

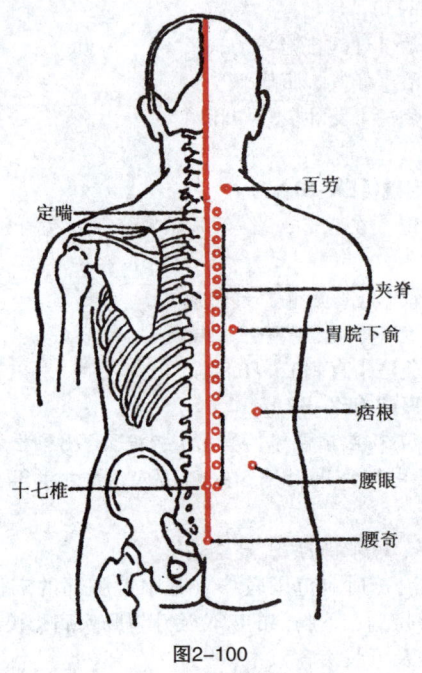

图2-100

[主治] 胃痛、腰痛、胸胁痛、消渴。

[刺灸法] 斜刺0.3~0.5寸；可灸。

4. 痞根（EX-B4）

[定位] 在腰部，当第1腰椎棘突下，旁开3.5寸（如图2-100）。

[功效] 散积消块,导滞化瘀。

[主治] 痞块、腰痛。

[刺灸法] 直刺0.5~1寸;可灸。

5. 腰眼(EX-B7)

[定位] 在腰部,当第4腰椎棘突下,旁开约3.5寸凹陷中(如图2-100)。

[功效] 益肾除瘵。

[主治] 腰痛、月经不调、带下。

[刺灸法] 直刺1~1.5寸;可灸。

6. 十七椎(EX-B8)

[定位] 在腰部,当后正中线上,第5腰椎棘突下(如图2-100)。

[功效] 益肾利尿。

[主治] 腰腿痛、下肢瘫痪、崩漏、月经不调。

[刺灸法] 直刺0.5~1寸;可灸。

7. 腰奇(EX-B9)

[定位] 在骶部,当尾骨端直上2寸,骶角之间凹陷中(如图2-100)。

[功效] 镇痉止痛,宁神通便。

[主治] 癫痫、头痛、失眠、便秘。

[刺灸法] 向上平刺1~1.5寸;可灸。

(四)上肢部穴

1. 肩前

[定位] 在肩部,正坐垂臂,当腋前皱襞顶端与肩髃

穴连线的中点（如图2-101）。

[功效] 疏通经络。

[主治] 肩臂痛、臂不能举。

[刺灸法] 直刺1～1.5寸；可灸。

2. 肘尖（EX-UE1）

[定位] 在肘后部，屈肘当尺骨鹰嘴的尖端（如图2-102）。

[功效] 化痰消肿，清热解毒。

[主治] 瘰疬、痈疽、肠痈。

[刺灸法] 艾炷灸7～15壮。

3. 二白（EX-UE2）

[定位] 在前臂掌侧，腕横纹上4寸，桡侧腕屈肌腱的两侧，一侧各1穴，一臂2穴，左右两臂共4穴（如图2-101）。

[功效] 调和气血，提肛消痔。

[主治] 痔疾、脱肛、前臂痛、胸胁痛。

[刺灸法] 直刺0.5～0.8寸；可灸。

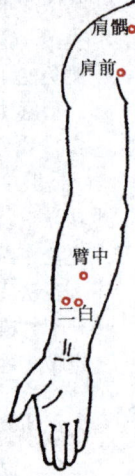

图2-101

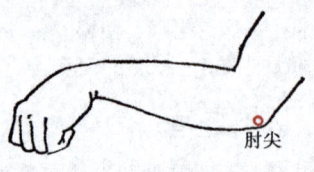

图2-102

4. 中泉（EX-UE3）

[定位] 在腕背侧横纹中,当指总伸肌腱桡侧的凹陷处（如图2-103）。

[功效] 止咳平喘,理气止痛。

[主治] 胸闷、胃痛、呕吐。

[刺灸法] 直刺0.3~0.5寸;可灸。

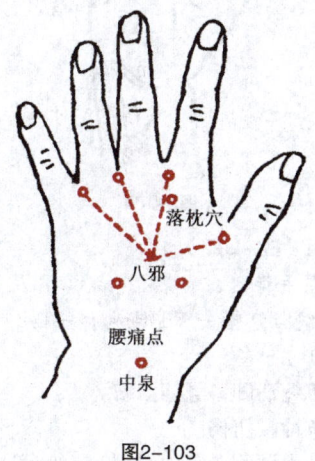

图2-103

5. 中魁（EX-UE4）

[定位] 在中指背侧近侧指间关节的中点处（如图2-104）。

[功效] 和胃理气,止血降逆。

[主治] 噎膈、呕吐、食欲不振、呃逆。
[刺灸法] 针刺0.2～0.3寸；艾炷灸5～7壮。

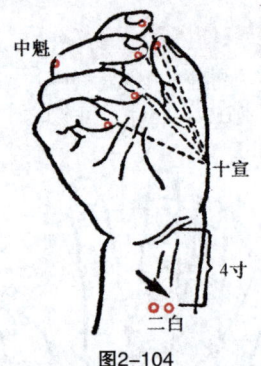

图2-104

6. 腰痛点（EX-UE7）

[定位] 在手背侧，当第2、第3掌骨及第4、第5掌骨之间，当腕横纹与掌指关节中点处，一侧2穴，左右共4穴（如图2-103）。

[功效] 镇痉消肿，舒筋活络。

[主治] 急性腰扭伤。

[刺灸法] 由两侧向掌中斜刺0.5～0.8寸。

7. 落枕（EX-UE8）

[定位] 在手背侧，当第2、第3掌骨间，指掌关节后约0.5寸处（如图2-103）。

[功效] 消肿止痛，健脾消积。

［主治］落枕、手臂痛、胃痛。

［刺灸法］直刺或斜刺0.5~0.8寸。

8. 八邪（EX-UE9）

［定位］在手背侧，微握拳，第1至第5指间，指蹼后方赤白肉际处，左右共8穴（如图2-103）。

［功效］祛邪通络，清热消肿。

［主治］手指麻木、烦热、目痛、毒蛇咬伤、手背肿痛。

［刺灸法］斜刺0.5~0.8寸，或点刺出血。

9. 四缝（EX-UE10）

［定位］在第2至第5指掌侧，近端指关节的中央，一手4穴，左右共8穴（如图2-105）。

［功效］健脾消积，祛痰导滞。

［主治］小儿疳疾、百日咳。

［刺灸法］点刺出血或挤出少许黄色透明黏液。

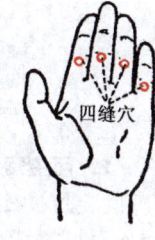

图2-105

10. 十宣（EX-UE11）

［定位］在手十指尖端，距指甲游离缘0.1寸（指寸），左右共10穴（如图2-104）。

［功效］开窍醒脑，泄热镇痉。

［主治］昏迷、癫痫、高热、咽喉肿痛。

［刺灸法］浅0.1~0.2寸，或点刺出血。

（五）下肢部穴

1. 环中(EX-LE1)

[定位] 在臀部,环跳穴与腰俞穴连线的中点(如图2-106)。

[功效] 祛风化湿,通经活络。

[主治] 坐骨神经痛、腰痛、腿痛

[刺灸法] 直刺2~3寸。

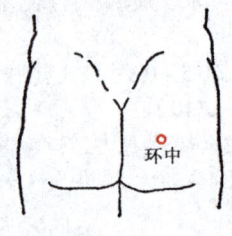

图2-106

2. 百虫窝(EX-LE3)

[定位] 屈膝,在大腿内侧,髌底内侧端上3寸,即血海上1寸(如图2-107)。

[功效] 清热凉血,解毒杀虫。

[主治] 风湿痒疹、下部生疮。

[刺灸法] 直刺1.5~2寸;可灸。

3. 鹤顶(EX-LE2)

[定位] 在膝上部,髌底的中点上方凹陷处(如图2-107)。

[功效] 清热化湿,通利关节。

[主治] 膝痛、足胫无力、瘫痪。

[刺灸法] 直刺1～1.5寸；可灸。

4. 膝眼（EX-LE5）

[定位] 屈膝，在髌韧带两侧凹陷中。在内侧的称内膝眼，在外侧的称外膝眼（如图2-107）。

[功效] 内膝眼：祛湿活络，通利关节；外膝眼：清热消肿，疏通经络。

[主治] 膝痛、腿痛、脚气。

[刺灸法] 向膝中斜刺0.5～1寸；或透刺对侧膝眼；可灸。

5. 胆囊（EX-LE6）

[定位] 在小腿外侧上部，当腓骨小头前下方凹陷处（阳陵泉）直下2寸（如图2-107）。

[功效] 清热利胆，通络止痛。

[主治] 急、慢性胆囊炎、胆石症、胆道蛔虫症、下肢痿痹。

[刺灸法] 直刺1～2寸；可灸。

6. 阑尾（EX-LE7）

[定位] 在小腿前侧上部，当犊鼻下5寸，胫骨前缘旁开一横指（如图2-107）。

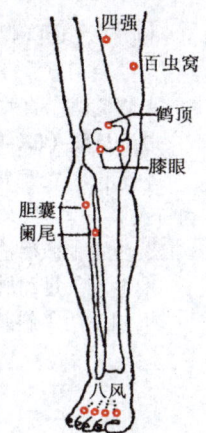

图2-107

［功效］通降腑气,清热止痛。

［主治］急、慢性阑尾炎、消化不良、下肢痿痹。

［刺灸法］直刺1.5~2寸;可灸。

7. 八风（EX-LE10）

［定位］在足背侧,第1至第5趾间,趾蹼缘后方赤白肉际处,一足4穴,左右共8穴（如图2-107）。

［功效］截疟消肿,清热解毒。

［主治］足跗肿痛、毒蛇咬伤、脚气、趾痛。

［刺灸法］斜刺0.5~0.8寸或点刺出血。

第3章 特定穴速记

第1节 五 输 穴

一、五输穴的概念

五输穴为十二经脉每条经脉在四肢肘、膝关节以下的5个重要穴位。十二经脉共有五输穴60个。

五输穴分别称为:井、荥、输、经、合。古人把经气的运行比喻为水流的从小到大,从浅到深。井为源头,经气所出之处;荥为涓涓泉水,经气小且浅;输为小溪流,经气逐渐从小到大,由浅入深;经为江河,经气较大、较深;合为百川汇合入海,经气充盛,在此汇入脏腑。阴经五输穴的五行属性为井属木,荥属火,输属土,经属金,合属水;阳经五输穴的五行属性为井属金,荥属水,输属木,经属火,合属土。

二、五输穴的内容

见表3-1。

表3-1 五输穴一览表

经 脉	井	荥	输	经	合
手太阴肺经	少商	鱼际	太渊	经渠	尺泽
手阳明大肠经	商阳	二间	三间	阳溪	曲池
足阳明胃经	厉兑	内庭	陷谷	解溪	足三里
足太阴脾经	隐白	大都	太白	商丘	阴陵泉
手少阴心经	少冲	少府	神门	灵道	少海
手太阳小肠经	少泽	前谷	后溪	阳谷	小海
足太阳膀胱经	至阴	通谷	束骨	昆仑	委中
足少阴肾经	涌泉	然谷	太溪	复溜	阴谷
手厥阴心包经	中冲	劳宫	大陵	间使	曲泽
手少阳三焦经	关冲	液门	中渚	支沟	天井
足少阳胆经	足窍阴	侠溪	足临泣	阳辅	阳陵泉
足厥阴肝经	大敦	行间	太冲	中封	曲泉

【记忆重点】

少商鱼际与**太渊**，经渠尺泽肺相连，
商阳二三间**合谷**，阳溪曲池大肠牵，
历兑内庭陷谷胃，**冲阳**解溪三里随，
隐白大都**太白**脾，商丘阴陵泉要知，
少冲少府属于心，**神门**灵道少海寻，
少泽前谷后**溪腕**，阳谷小海小肠经，
至阴通谷束**京骨**，昆仑委中膀胱经，

涌泉然谷与**太溪**,复溜阴谷肾所宜,
中冲劳宫心包经,**大陵**间使传曲泽,
关冲液门中渚焦,**阳池**支沟天井索,
窍阴侠溪临泣胆,**丘墟**阳辅阳陵泉,
大敦行间**太冲**存,中封曲泉属于肝。

第2节 原 穴

一、原穴的概念

原穴是脏腑的原气输注、经过和留止的部位。原穴与三焦有密切的关系,三焦是原气的别使,导源肾间动气,而输布于全身,调和内外,宣导上下,关系着人的脏腑气化功能,而原穴就是其留止之处,所以说"五脏六腑之有病者,皆取其原也"。十二经各有一原穴,均分布在四肢腕踝关节附近。

二、原穴的内容

表3-2 原穴一览表

经 脉	原 穴
手太阴肺经	太渊
手阳明大肠经	合谷
足阳明胃经	冲阳
足太阴脾经	太白

续表

经　　脉	原穴
手少阴心经	神门
手太阳小肠经	腕骨
足太阳膀胱经	京骨
足少阴肾经	太溪
手厥阴心包经	大陵
手少阳三焦经	阳池
足少阳胆经	丘墟
足厥阴肝经	太冲

【记忆重点】

阴经以输代原，阳经有专门的原穴。详见五输穴记忆歌诀，其中斜体黑体字所示穴位即是各经原穴。

第3节　络　　穴

一、络穴的概念

络穴，是络脉由经脉别出部位的穴位，是表里两经联络之处。十四经脉各有一络穴，加上脾之大络共十五络穴。十二经脉络穴均位于四肢肘膝关节以下部位，任、督脉络穴和脾之大络分别位于躯干的前、后和侧面。

二、络穴的内容

表3-3 络穴一览表

经　脉	络　穴
手太阴肺经	列缺
手阳明大肠经	偏历
足阳明胃经	丰隆
足太阴脾经	公孙
手少阴心经	通里
手太阳小肠经	支正
足太阳膀胱经	飞扬
足少阴肾经	大钟
手厥阴心包经	内关
手少阳三焦经	外关
足少阳胆经	光明
足厥阴肝经	蠡沟
督脉	长强
任脉	鸠尾
脾之大络	大包

【记忆重点】

　　人身络穴一十五，我今逐一从头举，

手太阴络为列缺，手少阴络即通里，
手厥阴络为内关，手太阳络支正是，
手阳明络偏历当，手少阳络外关位，
足太阳络号飞扬，足阳明络丰隆记，
足少阳络为光明，足太阴络公孙寄，
足少阴络名大钟，足厥阴络蠡沟配，
阳督之络号长强，阴任之络号鸠尾，
脾之大络为大包，十五络脉君须记。

第4节 郄 穴

一、郄穴的概念

郄穴是经脉经气深聚的部位。十二经脉及阴阳跷、阴阳维脉各有一个郄穴，共有十六个郄穴，称为十六郄。

二、郄穴的内容

见表3-4。

表3-4 郄穴一览表

经 脉	郄 穴
手太阴肺经	孔最
手阳明大肠经	温溜
足阳明胃经	梁丘

续表

经　脉	郄　穴
足太阴脾经	地机
手少阴心经	阴郄
手太阳小肠经	养老
足太阳膀胱经	金门
足少阴肾经	水泉
手厥阴心包经	郄门
手少阳三焦经	会宗
足少阳胆经	外丘
足厥阴肝经	中都
阴维脉	筑宾
阳维脉	阳交
阴跷脉	交信
阳跷脉	跗阳

【记忆重点】

郄义即孔隙，本属气血集；
肺向孔最取，大肠温溜别；
胃经是梁丘，脾属地机穴；
心则取阴郄，小肠养老别；
膀胱金门守，肾向水泉施；
心包郄门刺，三焦会宗持；

胆郄在外丘，肝经中都是；
阳跷跗阳走，阴跷交信期；
阳维阳交穴，阴维筑宾知。

第5节 下 合 穴

一、下合穴的概念

下合穴是六腑之气下合于足三阳经的六个穴位，又称六腑下合穴。足三阳经的下合穴即五输穴中的合穴。手三阳经除了在上肢五输穴中的合穴外，在下肢另有下合穴。

二、下合穴的内容

见表3-5。

表3-5 下合穴一览表

六 腑	下合穴
大肠	上巨虚
胃	足三里
小肠	下巨虚
膀胱	委中
三焦	委阳
胆	阳陵泉

【记忆重点】

　　胃经下合足三里，上下巨虚大小肠，
　　膀胱当合委中穴，三焦下合属委阳，
　　胆经之合阳陵泉，腑病用之效必彰。

第6节 俞　穴

一、俞穴的概念

　　俞穴，又称背俞穴，是脏腑经气输注于背腰部之处。

二、俞穴的内容

　　见表3-6。

表3-6　俞穴的内容一览表

脏　腑	俞　穴
肺	肺俞
大肠	大肠俞
胃	胃俞
脾	脾俞
心	心俞
小肠	小肠俞
膀胱	膀胱俞

续表

脏 腑	俞 穴
肾	肾俞
心包	厥阴俞
三焦	三焦俞
胆	胆俞
肝	肝俞

【记忆重点】

三椎肺俞厥阴四,心五肝九十胆俞,
十一脾俞十二胃,十三三焦椎旁居,
肾俞却与命门平,十四椎外穴是真,
大肠十六小十八,膀胱俞与十九平。

第7节 募 穴

一、募穴的概念

募穴是脏腑经气汇聚于胸腹部之处。

二、募穴的内容

见表3-7。

表3-7 募穴的内容一览表

脏 腑	募 穴
肺	中府
大肠	天枢
胃	中脘
脾	章门
心	巨阙
小肠	关元
膀胱	中极
肾	京门
心包	膻中
三焦	石门
胆	日月
肝	期门

【记忆重点】

天枢大肠肺中府，关元小肠巨阙心，
中极膀胱京门肾，胆日月肝期门寻，
脾募章门胃中脘，气化三焦石门针，
心包募穴何处取？胸前膻中觅浅深。

273

第8节 八会穴

一、八会穴的概念

八会穴是指脏、腑、气、血、筋、脉、骨、髓等精气所汇集的8个穴位,分布于躯干部和四肢部。

二、八会穴的内容

见表3-8。

表3-8 八会穴的内容一览表

脏会	章门	筋会	阳陵泉
腑会	中脘	脉会	太渊
气会	膻中	骨会	大杼
血会	膈俞	髓会	绝骨

【记忆重点】

　　脏会章门腑中脘,髓会绝骨筋阳陵,
　　骨会大杼血膈俞,气在膻中脉太渊。

第9节 八脉交会穴

一、八脉交会穴的概念

十二经脉与奇经八脉相通的八个穴位。

二、八脉交会穴的内容

见表3-9。

表3-9 八脉交会穴一览表

经脉	八脉交会穴	主治范围
冲脉	公孙	心、胸、胃
阴维脉	内关	
督脉	后溪	目内眦、颈项、耳、肩
阳跷脉	申脉	
带脉	足临泣	目锐眦、耳后、颊、颈、肩
阳维脉	外关	
任脉	列缺	肺系、咽喉、胸膈
阴跷脉	照海	

【记忆重点】

公孙冲脉胃心胸，内关阴维下总同；

临泣胆经连带脉,阳维目锐外关逢;
后溪督脉内眦颈,申脉阳跷络亦通;
列缺任脉行肺系,阴跷照海膈喉咙。

第10节 交 会 穴

一、交会穴的概念

两条或两条以上的经脉在循行过程中相互交会,在会合部位的穴位称交会穴,多分布于躯干部。

二、交会穴的内容

历代文献对交会穴的记载不尽相同,一般而言,交会穴有95个。限于篇幅,不一一列举。

第4章 十四经脉腧穴主治速记

一、十四经脉腧穴主治异同表

表4-1 十四经脉腧穴主治异同表

<table>
<tr><th colspan="2">经名</th><th>本经主治特点</th><th>二经相同</th><th>三经相同</th></tr>
<tr><td rowspan="3">手三阴</td><td>手太阴经</td><td>肺、喉病</td><td rowspan="3">神志病</td><td rowspan="3">胸部病</td></tr>
<tr><td>手厥阴经</td><td>心、胃病</td></tr>
<tr><td>手少阴经</td><td>心病</td></tr>
<tr><td rowspan="3">手三阳</td><td>手阳明经</td><td>前头、鼻、口、齿病</td><td rowspan="3">目病、耳病</td><td rowspan="3">咽喉病、热病</td></tr>
<tr><td>手少阳经</td><td>侧头、胁肋病</td></tr>
<tr><td>手太阳经</td><td>后对、肩胛病、神志病</td></tr>
<tr><td rowspan="3">足三阳</td><td>足阳明经</td><td>前头、口齿、咽喉病、胃肠病</td><td rowspan="3"></td><td rowspan="3">眼病、神志病、热病</td></tr>
<tr><td>足少阳经</td><td>侧头、耳病、胁肋病</td></tr>
<tr><td>足太阳经</td><td>后头、背腰病（背俞并治脏腑病）</td></tr>
<tr><td rowspan="3">足三阴</td><td>足太阴经</td><td>脾胃病</td><td rowspan="3"></td><td rowspan="3">前阴病、妇科病</td></tr>
<tr><td>足厥阴经</td><td>肝病</td></tr>
<tr><td>足少阴经</td><td>肾病、肺病、咽喉病</td></tr>
<tr><td rowspan="2">任督</td><td>任脉</td><td>回阳、固脱、强壮作用</td><td rowspan="2"></td><td rowspan="2">神志病、脏腑病、妇科病、二阴病</td></tr>
<tr><td>督脉</td><td>中风、昏迷、热病、头面病</td></tr>
</table>

二、十四经脉腧穴主治分部示意图

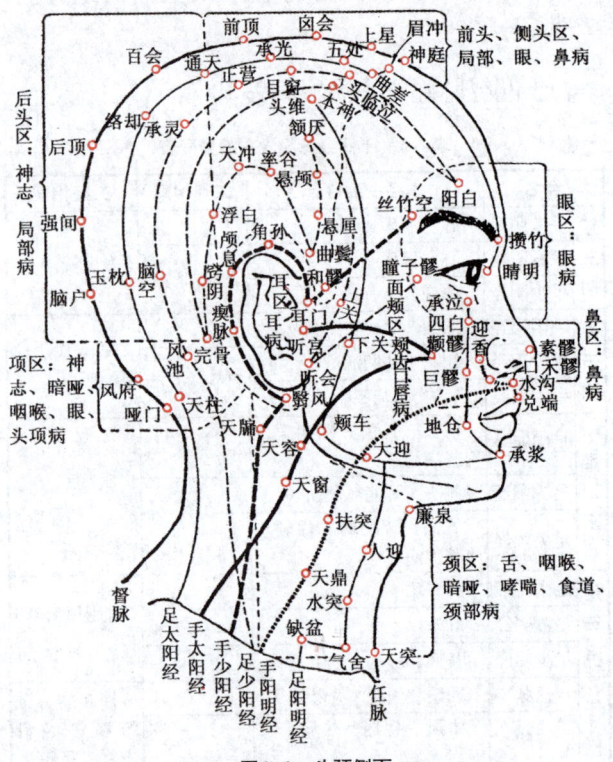

图4-1 头颈侧面

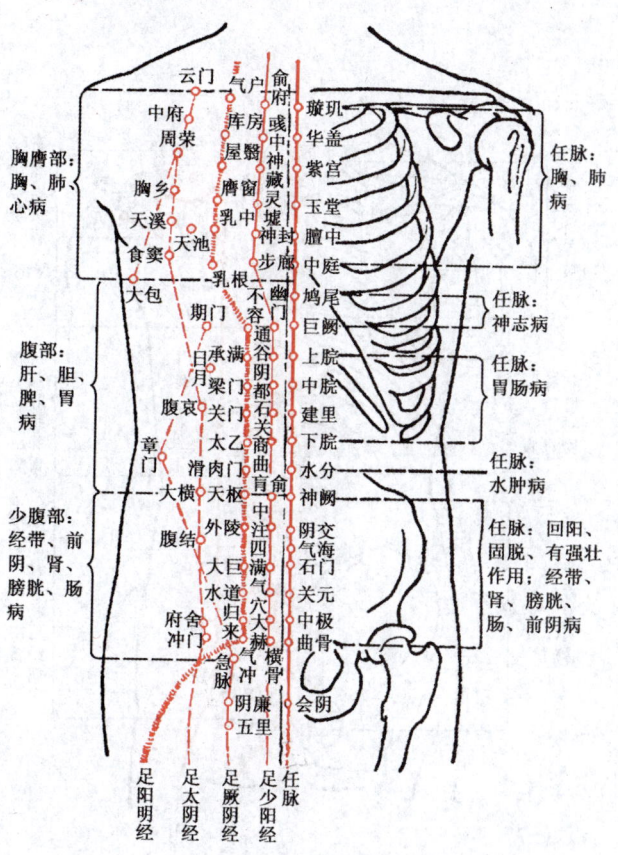

图4-2 躯干正面

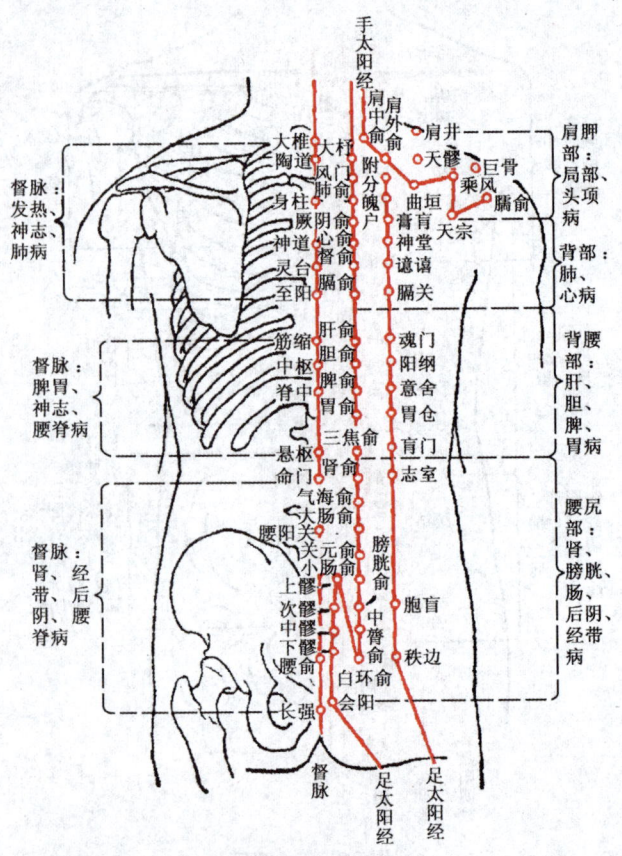

图4-3 躯干背面

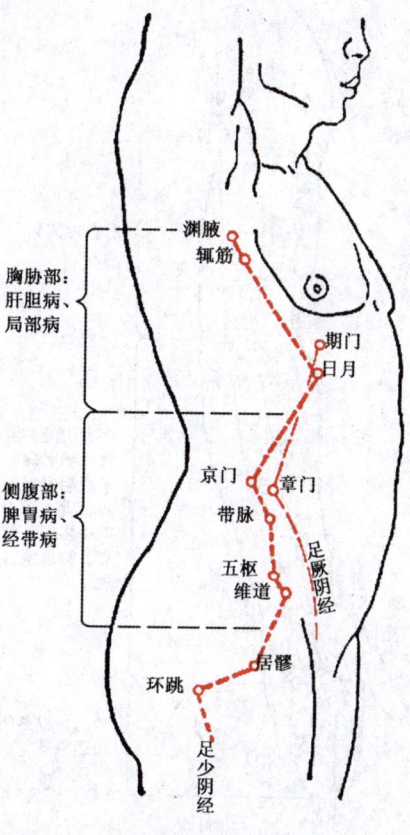

图4-4 躯干侧面

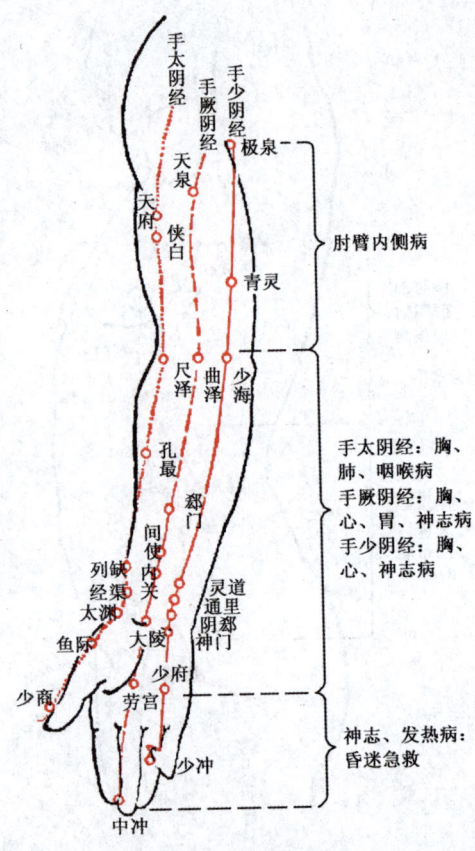

图4-5 上肢内侧部

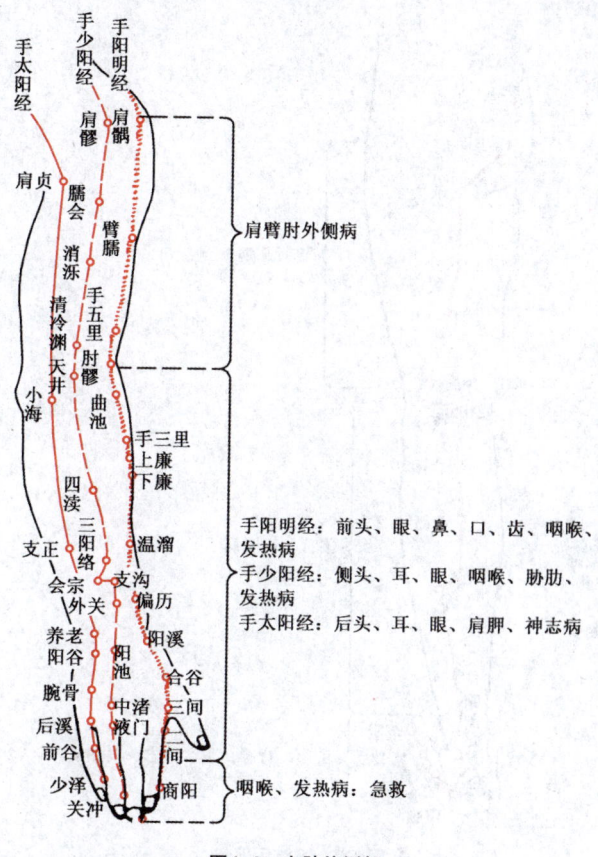

图4-6 上肢外侧部

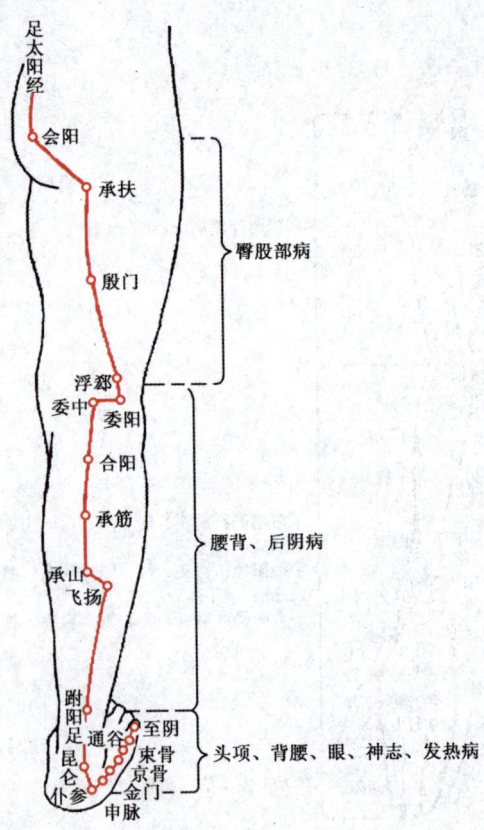

图4-7 下肢后面部

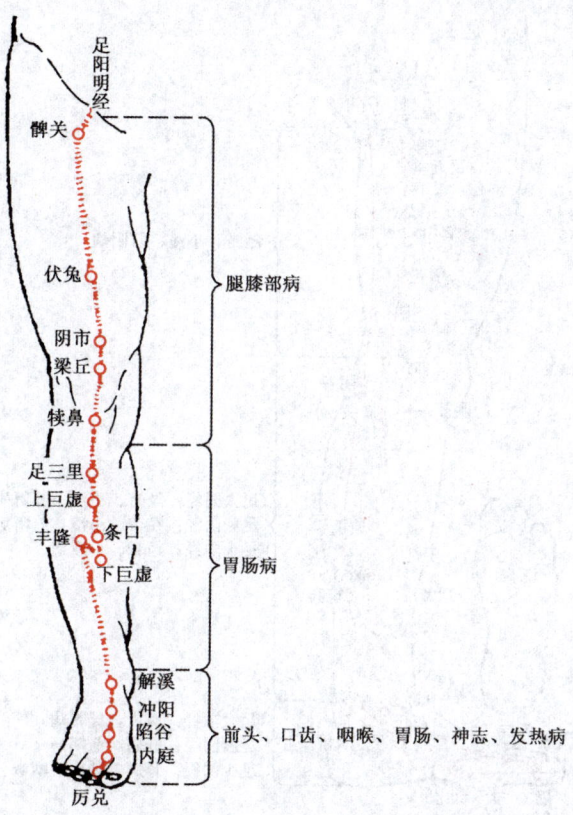

图4-8 下肢前面部

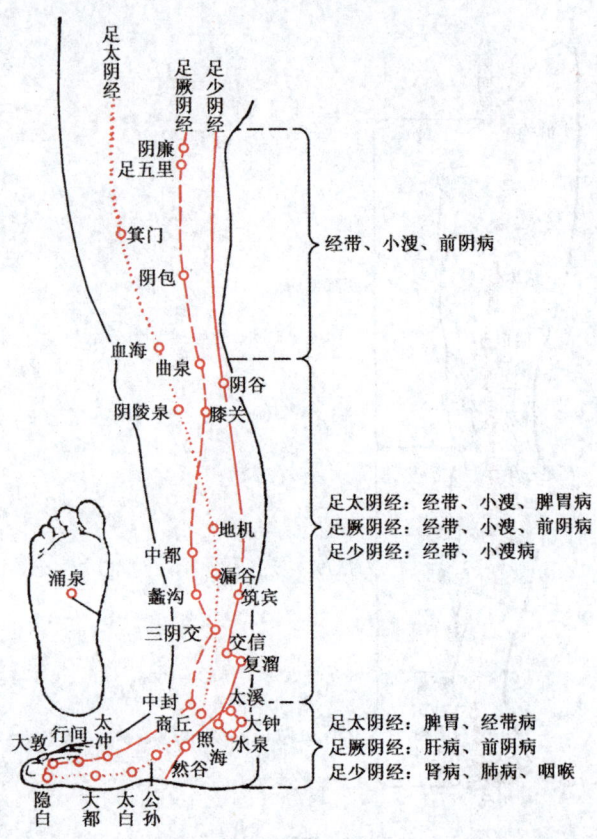

图4-9 下肢内侧部

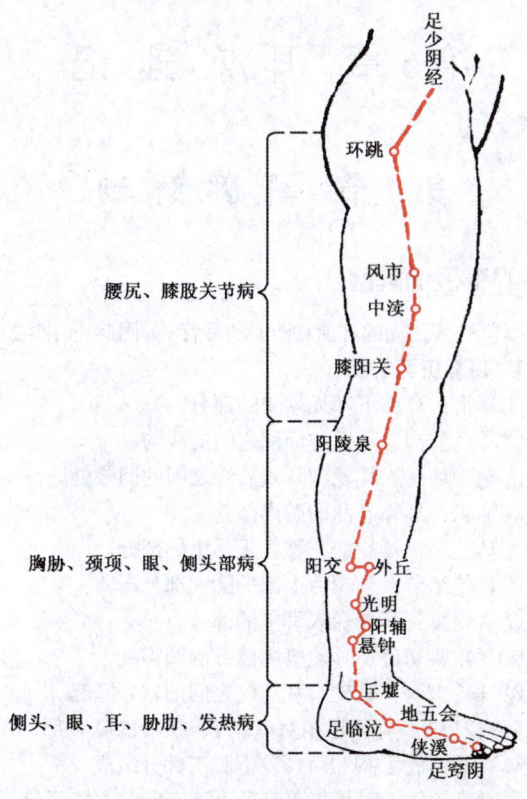

图4-10 下肢外侧部

第5章 耳穴速记

第1节 耳郭解剖

一、耳郭表面解剖

耳郭分为凹面的耳前和凸面的耳背(如图5-1、图5-2)。

1. 耳郭正面解剖

①耳垂:耳郭下部无软骨的部分。

②耳垂前沟:耳垂与面部之间的浅沟。

③轮垂切迹:耳轮和耳垂后缘之间的凹陷处。

④耳轮:耳郭卷曲的游离部分。

⑤耳轮尾:耳轮前下移行于耳垂的部分。

⑥耳轮结节:耳轮后上部的膨大部分。

⑦耳轮脚:耳轮深入耳甲的部分。

⑧耳轮脚切迹:耳轮脚棘前方的凹陷处。

⑨耳轮脚棘:耳轮脚和耳轮之间的软骨隆起。

⑩对耳轮:与耳轮相对呈"Y"字形的隆起部,由对耳轮体、对耳轮上脚和对耳轮下脚三部分组成。

⑪对耳轮体:对耳轮下部呈上下走向的主体部分。

⑫对耳轮上脚:对耳轮向上分支的部分。

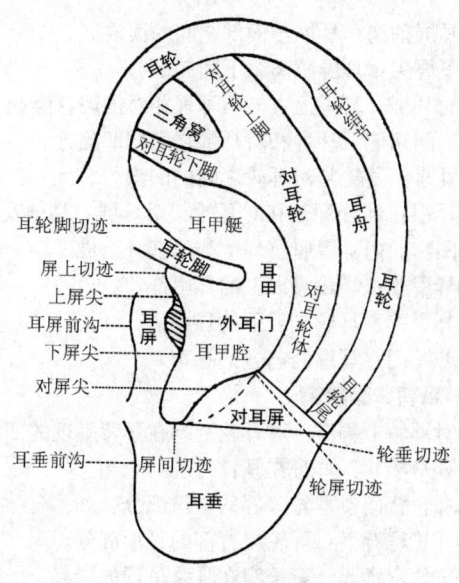

图5-1 耳郭正面

⑬对耳轮下脚：对耳轮向前分支的部分。

⑭三角窝：对耳轮上、下脚与相应耳轮之间的三角形凹窝。

⑮耳屏：耳郭前方呈瓣状的隆起。

⑯轮屏切迹：对耳轮与对耳屏之间的凹陷处。

⑰屏上切迹：耳屏与耳轮之间的凹陷处。

⑱上屏尖：耳屏游离缘上隆起部。

⑲耳屏前沟：耳屏与面部之间的浅沟。

⑳下屏尖：耳屏游离缘下隆起部。

㉑对耳屏：耳垂上方，与耳屏相对的瓣状隆起。

㉒屏间切迹：耳屏和对耳屏之间的凹陷处。

㉓耳舟：耳轮与对耳轮之间的凹沟。

㉔耳甲：部分耳轮和对耳轮、对耳屏、耳屏及外耳门之间的凹窝。由耳甲艇、耳甲腔两部分组成。

㉕耳甲艇：耳轮脚以上的耳甲部。

㉖耳甲腔：耳轮脚以下的耳甲部。

㉗外耳门：耳甲腔前方的孔窍。

2. 耳郭背面解剖

①对耳轮上脚沟：对耳轮上脚在耳背呈现的凹沟。

②耳舟隆起：耳舟在耳背呈现的隆起。

③耳轮背面：耳轮背部的平坦部分。

④耳轮尾背面：耳轮尾背部的平坦部分。

⑤三角窝隆起：三角窝在耳背呈现的隆起。

⑥对耳轮下脚沟：对耳轮下脚在耳背呈现的凹沟。

⑦耳甲艇隆起：耳甲艇在耳背呈现的隆起。

⑧对耳轮沟：对耳轮体在耳背呈现的凹沟。

⑨耳轮脚沟：耳轮脚在耳背呈现的凹沟。

⑩耳甲腔隆起：耳甲腔在耳背呈现的隆起。

⑪对耳屏沟：对耳屏在耳背呈现的凹沟。

⑫耳垂背面：耳垂背部的平坦部分。

⑬上耳根：耳郭与头部相连的最上部。

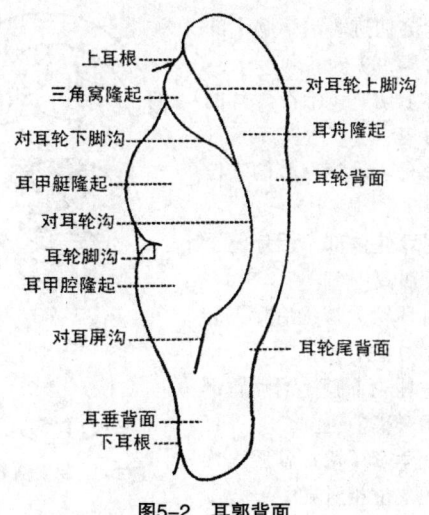

图5-2 耳郭背面

⑭下耳根：耳郭与头部相连的最下部。

二、耳穴分布规律

耳穴在耳郭的分布有一定规律。在耳郭表面，与对应耳穴所治疗的人体部位分布，恰似一个倒置的胎儿（如图5-3）。

①耳垂（治疗头面部的穴位相对集中）。
②对耳屏（治疗头和脑部的穴位相对集中）。
③耳屏（治疗咽喉、内鼻、肾上腺的穴位相对集中）。

④轮屏切迹（治疗脑干的穴位相对集中）。

⑤屏上切迹（治疗外耳的穴位相对集中）。

⑥耳舟（治疗上肢的穴位相对集中）。

⑦对耳轮体部（治疗躯干的穴位相对集中）。

⑧对耳轮上脚（治疗下肢的穴位相对集中）。

⑨对耳轮下脚（治疗臀部的穴位相对集中）。

⑩三角窝（治疗盆腔、内生殖器的穴位相对集中）。

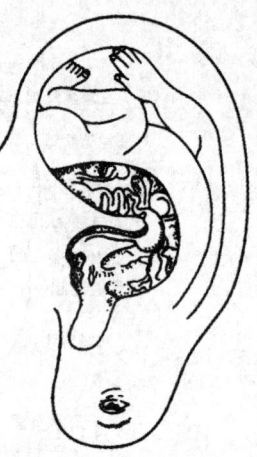

图5-3 耳穴倒置胎儿图

⑪耳轮脚（治疗膈肌的穴位相对集中）。

⑫耳轮脚周围（治疗消化道的穴位相对集中）。

⑬耳甲腔（治疗胸腔的穴位相对集中）。

⑭耳甲艇（治疗腹腔的穴位相对集中）。

⑮屏间切迹（治疗内分泌系统的穴位相对集中）。

第2节 耳穴的定位及主治

1. 耳轮穴位

（1）耳轮分区（共12区，如图5-4）

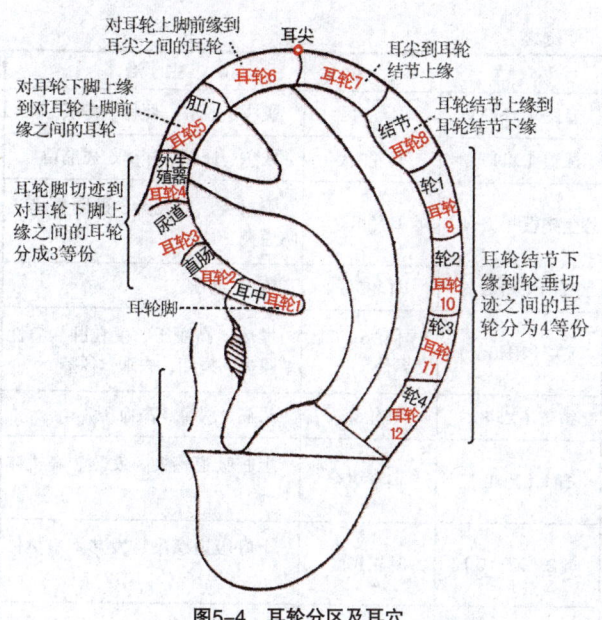

图5-4 耳轮分区及耳穴

（2）耳轮穴位一览表（如表5-1）

表5-1 耳轮穴位一览表

穴 位	定 位	主 治
耳中（XH1）	耳轮1区	呃逆、荨麻疹、皮肤瘙痒、小儿遗尿、咯血与其他出血性疾病

续表

穴 位	定 位	主 治
直肠（XH2）	耳轮2区	腹泻、脱肛、便秘、痔疾
尿道（XH3）	耳轮3区	尿急、尿频、尿痛、尿潴留
外生殖器（XH4）	耳轮4区	附睾炎、睾丸炎、外阴瘙痒、阴道炎
肛门（XH5）	耳轮5区	痔疾、肛裂
耳尖（XH6.7）	耳轮6、7区交界处	发热、高血压、麦粒肿、急性结膜炎、痛症、失眠、风疹
结节（XH8）	耳轮8区	头痛、头晕、高血压
轮1（XH9）	耳轮9区	上呼吸道感染、发热、扁桃体炎
轮2（XH10）	耳轮10区	上呼吸道感染、发热、扁桃体炎
轮3（XH11）	耳轮11区	上呼吸道感染、发热、扁桃体炎
轮4（XH12）	耳轮12区	上呼吸道感染、发热、扁桃体炎

2. 耳舟穴位

（1）耳舟分区（共6区，如图5-5）

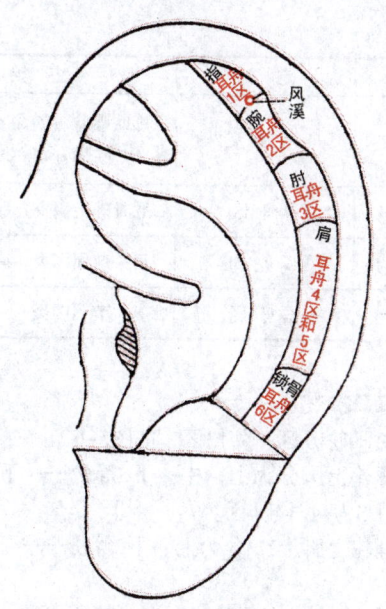

图5-5 耳舟分区及耳穴

(2) 耳舟穴位一览表(如表5-2)

表5-2 耳舟穴位一览表

穴 位	定 位	主 治
指(SF1)	耳舟1区	甲沟炎、手指疼痛和麻木
腕(SF2)	耳舟2区	腕部疼痛

续表

穴 位	定 位	主 治
风溪（SF1.2i）	耳舟1、2区交界处	皮肤瘙痒、荨麻疹、过敏性鼻炎、哮喘
肘（SF3）	耳舟3区	肱骨外上髁炎、肘部疼痛
肩（SF4.5）	耳舟4、5区	肩关节周围炎、肩部疼痛
锁骨（SF6）	耳舟6区	肩关节周围炎

3. 对耳轮穴位

（1）对耳轮分区（共13区，如图5-6）

①对耳轮上脚分为上、中、下3等份——下1/3为对耳轮5区和中1/3为对耳轮4区。

②对耳轮上脚上1/3分为上、下2等份——下1/2对耳轮3区。

③上1/2分为前、后2等份——对耳轮1区、2区。

④对耳轮下脚分为前、中、后3等份——中、前2/3为对耳轮6区，后1/3为对耳轮7区。

⑤对耳轮体从对耳轮上、下脚分叉处至轮屏切迹可分为5等份，沿对耳轮耳甲缘将对耳轮体分为前1/4和后3/4两部分——前上2/5为对耳轮8区，后上2/5为对耳轮9区，前中2/5为对耳轮10区，后中2/5为对耳轮11区，前下1/5为对耳轮12区，后下1/5为对耳轮13区。

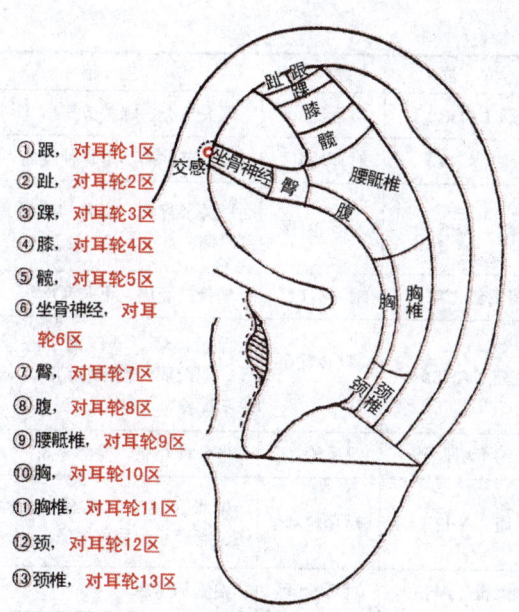

① 跟, 对耳轮1区
② 趾, 对耳轮2区
③ 踝, 对耳轮3区
④ 膝, 对耳轮4区
⑤ 髋, 对耳轮5区
⑥ 坐骨神经, 对耳轮6区
⑦ 臀, 对耳轮7区
⑧ 腹, 对耳轮8区
⑨ 腰骶椎, 对耳轮9区
⑩ 胸, 对耳轮10区
⑪ 胸椎, 对耳轮11区
⑫ 颈, 对耳轮12区
⑬ 颈椎, 对耳轮13区

图5-6 对耳轮分区及耳穴

（2）对耳轮穴位一览表（如表5-3）

表5-3 对耳轮穴位一览表

穴 位	定 位	主 治
跟（AH1）	对耳轮1区	足跟痛
趾（AH2）	对耳轮2区	甲沟炎、足趾部麻木疼痛

续表

穴 位	定 位	主 治
踝（AH3）	对耳轮3区	踝关节炎、踝关节扭伤
膝（AH4）	对耳轮4区	膝关节肿痛、坐骨神经痛
髋（AH5）	对耳轮5区	髋关节疼痛、坐骨神经痛、腰骶部疼痛
坐骨神经（AH6）	对耳轮6区	坐骨神经痛、下肢瘫痪
交感（AH6a）	对耳轮6区前端	胃肠痉挛、心绞痛、心悸、多汗、胆绞痛、输尿管结石、植物神经功能紊乱
臀（AH7）	对耳轮7区	坐骨神经痛、臀部疼痛
腹（AH8）	对耳轮8区	腹胀、腹痛、腹泻、急性腰扭伤、痛经、产后宫缩痛
腰骶椎（AH9）	对耳轮9区	腰骶部疼痛
胸（AH10）	对耳轮10区	胸胁疼痛、肋间神经痛、胸闷、乳腺炎、乳少
胸椎（AH11）	对耳轮11区	胸胁疼痛、经前乳房胀痛、乳腺炎、产后泌乳不足
颈（AH12）	对耳轮12区	落枕、颈项强痛
颈椎（AH13）	对耳轮13区	落枕、颈椎病

4. 三角窝穴位

（1）三角窝分区（共5区，如图5-7）

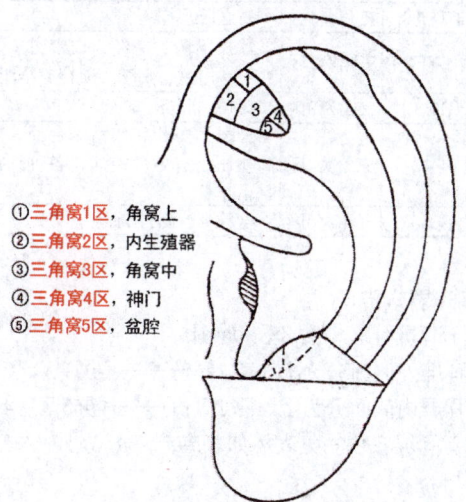

① 三角窝1区，角窝上
② 三角窝2区，内生殖器
③ 三角窝3区，角窝中
④ 三角窝4区，神门
⑤ 三角窝5区，盆腔

图5-7 三角窝分区及耳穴

①三角窝由耳轮内缘至对耳轮上、下脚分叉处分为前、中、后3等份——中1/3为三角窝3区。

②前1/3分为上、中、下3等份——上1/3为三角窝1区，中、下2/3为三角窝2区。

③后1/3分为上、下2等份——三角窝4区、5区。

（2）三角窝穴位一览表（如表5-4）

表5-4 三角窝穴位一览表

穴 位	定 位	主 治
角窝上（TF1）	三角窝1区	高血压
内生殖器（TF2）	三角窝2区	月经不调、痛经、白带过多、功能性子宫出血、阳痿、遗精、早泄
角窝中（TF3）	三角窝3区	哮喘、肝炎、咳嗽
神门（TF4）	三角窝4区	失眠、多梦、戒断综合征、癫痫、高血压、过敏性疾病、各种痛症、哮喘、眩晕
盆腔（TF5）	三角窝5区	盆腔炎、附件炎

5. 耳屏穴位

（1）耳屏分区（共4区，如图5-8）

①耳屏外侧面分为上、下2等份——耳屏1区、2区。

②耳屏内侧面分为上、下2等份——耳屏3区、4区。

（2）耳屏穴位一览表（如表5-5）

表5-5 耳屏穴位一览表

穴 位	定 位	主 治
上屏（TG1）	耳屏1区	咽炎、鼻炎、单纯性肥胖症
下屏（TG2）	耳屏2区	鼻炎、鼻塞、单纯性肥胖症
外耳（TG1u）	耳屏1区上缘处	外耳道炎、中耳炎、耳鸣
屏尖（TG1p）	耳屏1区后缘处	发热、牙痛、咽炎、扁桃体炎、腮腺炎、结膜炎
外鼻（TG1.2i）	耳屏1、2区之间	鼻部痤疮、鼻炎

续表

穴 位	定 位	主 治
肾上腺（TG2p）	耳屏2区后缘处	低血压、风湿性关节炎、腮腺炎、急性结膜炎、链霉素中毒性眩晕、哮喘、休克、过敏性皮肤病
咽喉（TG3）	耳屏3区	声音嘶哑、咽炎、扁桃体炎、失语、哮喘
内鼻（TG4）	耳屏4区	鼻炎、鼻窦炎、鼻衄
屏间前（TG21）	耳屏2区下缘处	咽炎、口腔炎、眼病

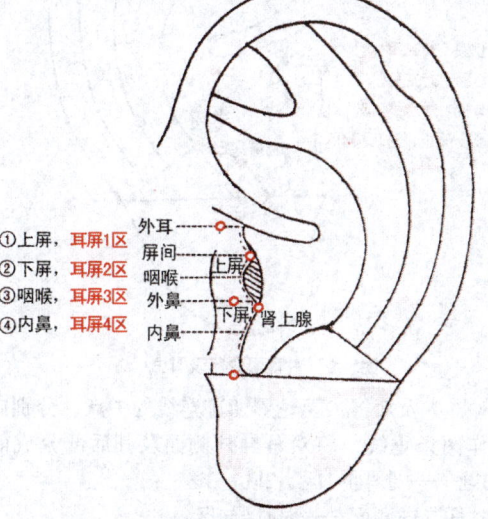

图5-8 耳屏分区及耳穴

6. 对耳屏穴位

（1）对耳屏分区（共4区，如图5-9）

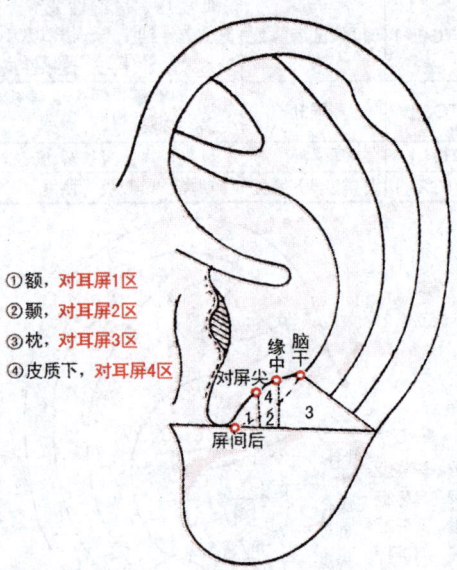

图5-9 对耳屏分区及耳穴

①对屏尖及对屏尖至轮屏切迹连线的中点，分别向耳垂上线作两条垂线，将对耳屏外侧面及其后部分成前、中、后3区——对耳屏1区、2区、3区。

②对耳屏内侧面——对耳屏4区。

（2）对耳屏穴位一览表（如表5-6）

表5-6 对耳屏穴位一览表

穴 位	定 位	主 治
额（AT1）	对耳屏1区	偏头痛、头晕、额窦炎、失眠、多梦
屏间后（AT1l）	对耳屏1区下缘处	目疾，如麦粒肿、屈光不正、青光眼
颞（AT2）	对耳屏2区	头痛、头晕
枕（AT3）	对耳屏3区	眩晕、头痛、癫痫、哮喘、神经衰弱
皮质下（AT4）	对耳屏4区	痛症、间日疟、神经衰弱、假性近视、失眠、胃溃疡、高血压
对屏尖（AT1.2.4i）	对耳屏1、2、4区交点处	哮喘、腮腺炎、睾丸炎、附睾炎、神经性皮炎
缘中（AT2.3.4i）	对耳屏2、3、4区交点处	内耳眩晕症、遗尿、尿崩症、功能性子宫出血
脑干（AT3.4i）	对耳屏3、4区之间	眩晕、后头痛、假性近视

7. 耳甲穴位

（1）耳甲标志点线的设定（如图5-10）

（2）耳甲分区（共18区，如图5-11）

①BC线前段与耳轮脚下缘间分为前、中、后3等份——耳甲1区、2区、3区。

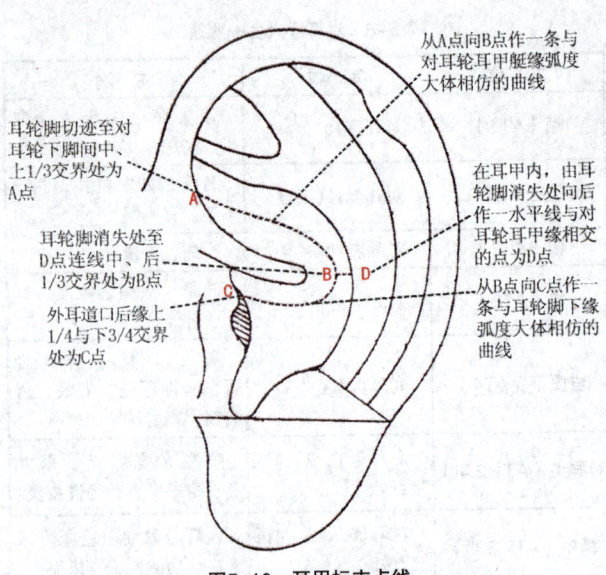

图5-10　耳甲标志点线

②ABC线前方，耳轮脚消失处——耳甲4区。

③AB线前段与耳轮脚上缘及部分耳轮内缘间分为前、中、后3等份——耳甲7区、6区、5区。

④对耳轮下脚下缘前、中1/3交界处与A点连线的前方的耳甲艇部——耳甲8区。

⑤AB线前段与对耳轮下脚下缘间耳甲8区以后的部分可分为前、后2等份——耳甲9区、10区。

① 口，耳甲1区
② 食管，耳甲2区
③ 贲门，耳甲3区
④ 胃，耳甲4区
⑤ 十二指肠，耳甲5区
⑥ 小肠，耳甲6区
⑦ 大肠，耳甲7区
⑧ 艇角，耳甲8区
⑨ 膀胱，耳甲9区
⑩ 肾，耳甲10区
⑪ 胰胆，耳甲11区
⑫ 肝，耳甲12区
⑬ 脾，耳甲13区
⑭ 肺，耳甲14区
⑮ 心，耳甲15区
⑯ 气管，耳甲16区
⑰ 三焦，耳甲17区
⑱ 内分泌，耳甲18区

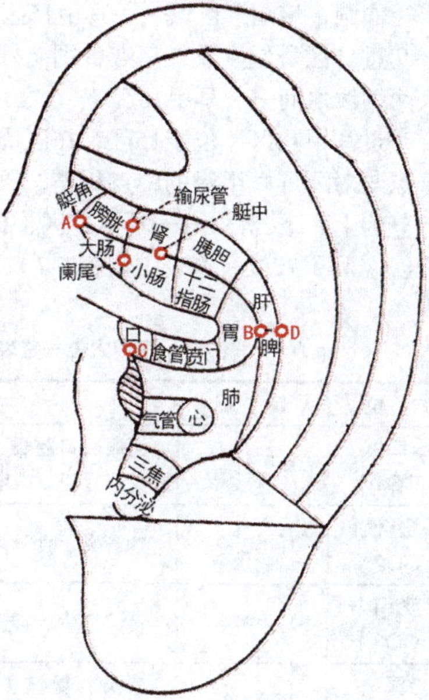

图5-11 耳甲分区及耳穴

⑥AB线后段上方的耳甲艇部，将耳甲10区后缘与BD线之间分为上、下2等份——耳甲11区、12区。

⑦轮屏切迹至B点作连线，该线后方、BD线下方的耳甲腔部——耳甲13区。

⑧以耳甲腔中央为圆心，圆心与BC线之间距离的1/2

305

为半径作圆,该圆形区域——耳甲15区。

⑨过15区最低点及最高点分别向外耳门后壁作两条切线,两切线之间——耳甲16区。

⑩过耳甲14区(位于15区、16区周围),将外耳门的最低点与对耳屏耳甲缘的中点相连,再将该线以下的耳甲腔部分为上、下2等份——耳甲17区、18区。

(3)耳甲穴位一览表(如表5-7)

表5-7 耳甲穴位一览表

穴 位	定 位	主 治
口 (CO1)	耳甲1区	面瘫、口腔炎、胆囊炎、胆石症、牙周炎、舌炎、戒断综合征
食管 (CO2)	耳甲2区	食管炎、食管痉挛
贲门 (CO3)	耳甲3区	贲门痉挛、神经性呕吐
胃 (CO4)	耳甲4区	胃炎、胃痉挛、胃溃疡、牙痛、失眠、消化不良、恶心呕吐、前额痛
十二指肠 (CO5)	耳甲5区	十二指肠溃疡、胆囊炎、胆石症、幽门痉挛、腹痛、腹胀、腹泻
小肠 (CO6)	耳甲6区	消化不良、腹痛、腹胀、心动过速、心律不齐
大肠 (CO7)	耳甲7区	腹泻、便秘、咳嗽、牙痛、痤疮

续表

穴 位	定 位	主 治
阑尾 (CO6.7i)	耳甲6、7区交界处	单纯性阑尾炎、腹泻、腹痛
艇角 (CO8)	耳甲8区	前列腺炎、尿道炎
膀胱 (CO9)	耳甲9区	膀胱炎、遗尿、尿潴留、腰痛、坐骨神经痛、后头痛
肾 (CO10)	耳甲10区	腰痛、耳鸣、神经衰弱、肾盂肾炎、水肿、遗尿、哮喘、月经不调、阳痿、遗精、早泄
输尿管 (CO9.10i)	耳甲9、10区交界处	输尿管结石绞痛
胰胆 (CO11)	耳甲11区	胆囊炎、胆石症、胆道蛔虫症、偏头痛、带状疱疹、耳鸣、中耳炎、急性胰腺炎
肝 (CO12)	耳甲12区	眩晕、胁痛、经前期紧张症、月经不调、更年期综合征、高血压、目赤肿痛、假性近视、单纯性青光眼
艇中 (CO6.10i)	耳甲6、10区交界处	腹痛、腹胀、胆道蛔虫症、腮腺炎
脾 (CO13)	耳甲13区	腹泻、便秘、食欲不振、功能性子宫出血、白带过多、内耳眩晕症、失眠

续表

穴 位	定 位	主 治
心 （CO15）	耳甲15区	心动过速、心律不齐、心绞痛、失眠、健忘、无脉症、神经衰弱、癔病、口舌生疮
气管 （CO16）	耳甲16区	哮喘、支气管炎、急慢性咽炎
肺 （CO14）	耳甲14区	咳嗽、胸闷、声音嘶哑、皮肤瘙痒、荨麻疹、自汗盗汗、鼻炎、便秘、戒断综合征
三焦 （CO17）	耳甲17区	便秘、腹胀、水肿、耳鸣、糖尿病
内分泌 （CO18）	耳甲18区	内分泌失调引起的各种疾患，如更年期综合征、甲状腺功能亢进或减退、月经不调、糖尿病、痤疮、间日疟

8. 耳垂穴位

（1）耳垂分区（共9区，如图5-12）

在耳垂上缘至耳垂下缘最低点之间作两条等距离的平行线，于上平行线上引两条垂直等分线，将整个耳垂分为9个区。

①上部由前到后——耳垂1区、2区、3区。

②中部由前到后——耳垂4区、5区、6区。

③下部由前到后——耳垂7区、8区、9区。

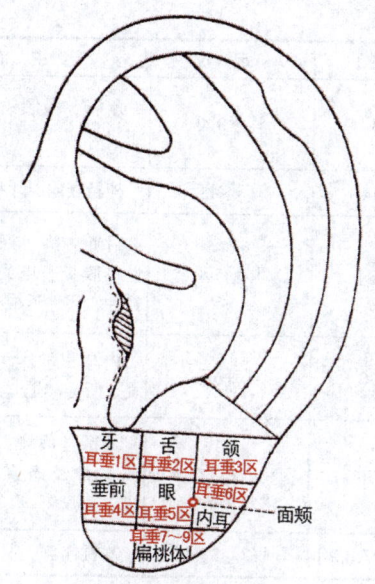

图5-12 耳垂分区及耳穴

(2)耳垂穴位一览表(如表5-8)

表5-8 耳垂穴位一览表

穴 位	定 位	主 治
牙(LO1)	耳垂1区	牙痛、牙周炎、低血压
舌(LO2)	耳垂2区	舌炎、口腔炎

续表

穴 位	定 位	主 治
颌（LO3）	耳垂3区	牙痛、颞颌关节功能紊乱症
垂前（LO4）	耳垂4区	神经衰弱、牙痛
眼（LO5）	耳垂5区	目赤肿痛、迎风流泪、急性结膜炎、电光性眼炎、麦粒肿、假性近视
内耳（LO6）	耳垂6区	内耳眩晕症、耳鸣、中耳炎、听力减退
面颊（LO5.6i）	耳垂5、6区交界处	周围性面瘫、面肌痉挛、三叉神经痛、痤疮、扁平疣、腮腺炎
扁桃体（LO7.8.9）	耳垂7、8、9区	扁桃体炎、咽炎

9. 耳背穴位

(1) 耳背分区（共5区，如图5-13）

①分别过对耳轮上、下脚分叉处耳背对应点和轮屏切迹耳背对应点作两条水平线，耳背分为上、中、下3等份——上部为耳背1区，下部为耳背5区。

②再将中部分为内、中、外3等份——耳背2区、3区、4区。

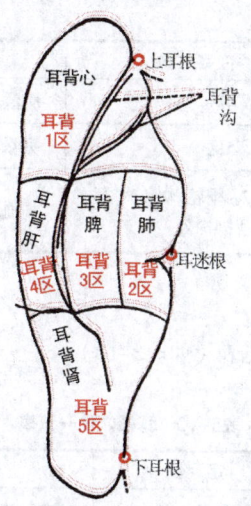

图5-13 耳背分区及耳背、耳根的穴位

(2) 耳背穴位一览表 (如表5-9)

表5-9 耳背穴位一览表

穴 位	定 位	主 治
耳背心 (P1)	耳背1区	心悸、失眠、多梦
耳背肺 (P2)	耳背2区	哮喘、皮肤瘙痒
耳背脾 (P3)	耳背3区	胃痛、腹胀、腹泻、消化不良、食欲不振

续表

穴 位	定 位	主 治
耳背肝（P4）	耳背4区	胆囊炎、胆石症、胁痛
耳背肾（P5）	耳背5区	头晕、头痛、神经衰弱
耳背沟（PS）	在对耳轮沟和对耳轮上、下脚沟处	高血压、皮肤瘙痒

10. 耳根穴位

耳根穴位一览表（如表5-10）

表5-10 耳根穴位一览表

穴 位	定 位	主 治
上耳根（R1）	在耳根最上处	鼻衄、哮喘
耳迷根（R2）	在耳轮脚后沟的耳根处	胆囊炎、胆石症、胆道蛔虫症、鼻塞、鼻炎、心动过速、腹痛、腹泻
下耳根（R3）	在耳根最下处	低血压、下肢瘫痪、小儿麻痹后遗症

第6章 头针速记

标准头穴线定位按照颅骨的解剖部位名称分为4个区，分别是额区、顶区、颞区、枕区，14条标准线（左侧、右侧、中央一共25条）。

1. 额区
（1）额区头穴线（如图6-1）

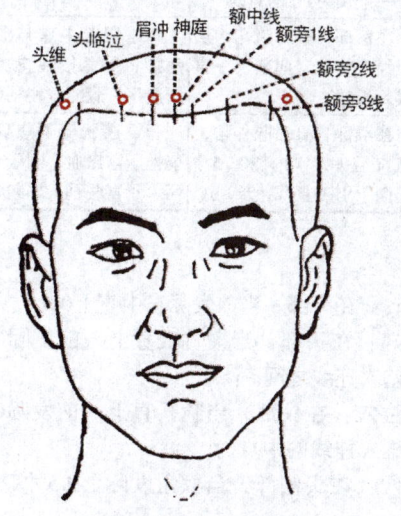

图6-1 额区头穴线

(2)额区头穴线一览表(如表6-1)

表6-1 额区头穴线一览表

名称	定位	主治
额中线 (MS1)	在头部,从督脉神庭穴处向前引一条长为1寸的直线	神志病,头、鼻、舌、眼、咽喉病等,如神昏、鼻塞、目赤、咽痛
额旁1线 (MS2)	在头前部,直对目内眦,从膀胱经眉冲穴向前引一条长为1寸的直线	心、肺等上焦病症,如咳嗽、气喘、心悸、失眠、感冒等
额旁2线 (MS3)	在额部,直对瞳孔,从胆经头临泣穴向前引一直线,长1寸	脾、胃等中焦与消化有关的病症,如急慢性胃炎、消化道肠溃疡、腹痛、便秘等
额旁3线 (MS4)	在额部,直对眼外角,从胃经头维穴内侧0.75寸起向下引一直线,长1寸	肾、膀胱等下焦病症,如功能性子宫出血、阳痿、遗精、癃闭、子宫脱垂、尿频、尿急等

备注:

神庭穴:在头部,当前发际正中直上0.5寸。

眉冲穴:在头部,当攒竹穴直上入前发际0.5寸,神庭穴与曲差穴连线之间。

头临泣穴:在头部,当瞳孔直上入前发际0.5寸,神庭穴与头维穴连线的中点。

头维穴:在头侧部,当额角发际上0.5寸,头正中线旁4.5寸。

2. 顶区

（1）顶区头穴线（如图6-2）

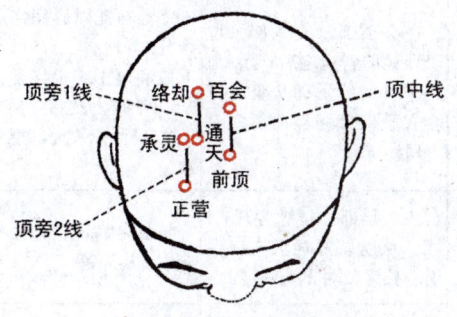

图6-2 顶区头穴线

（2）顶区头穴线一览表（如表6-2）

表6-2 顶区头穴线一览表

名　称	定　位	主　治
顶中线 （MS5）	在头顶部，即从督脉百会穴至前顶穴之间的连线	腰腿足病证，如瘫痪、麻木、疼痛及皮层性多尿、脱肛、阴挺、小儿遗尿、高血压、头顶痛等
顶颞前斜线 （MS6）	在头顶部、头侧部，从头顶部经外奇穴前神聪至颞部胆经悬厘穴引一斜线	运动功能障碍病症。全线分5等份，上1/5可治疗对侧下肢和躯干瘫痪，中2/5可治疗上肢瘫痪，下2/5可治疗中枢性面瘫、脑动脉硬化、运动性失语、流涎等

续表

名　称	定　位	主　治
顶颞后斜线 （MS7）	在头顶部、头侧部，位于顶颞前斜线之后1寸，与其平行的线。即从督脉百会穴至颞部胆经曲鬓穴引一斜线	感觉功能障碍病症。全线分5等份，上1/5可治疗下肢和躯干感觉异常，中2/5可治疗上肢感觉异常，下2/5可治疗头面部感觉异常
顶旁1线 （MS8）	在头顶部，督脉旁开1.5寸，从膀胱经通天穴向后引一长为1.5寸的直线	腰腿足病证，如瘫痪、麻木、疼痛等
顶旁2线 （MS9）	在头顶部，督脉旁开2.25寸，从胆经正营穴向后引一长为1.5寸的直线至承灵穴	肩、臂、手病证，如上肢瘫痪、疼痛、麻木等

备注：

百会穴：在头部，当前发际正中直上5寸，或两耳尖连线的中点处。

前顶穴：在头部，当前发际正中直上3.5寸。

悬厘穴：在头侧颞部，当头维穴与曲鬓弧形连线的上3/4与下1/4交点处。

曲鬓穴：在头部，当耳前鬓角发际后缘的垂线和耳尖水平线交点处。

通天穴：在头部，当前发际正中直上4寸，旁开1.5

寸。

正营穴：在头部，当前发际上2.5寸，头正中线旁开2.25寸。

承灵穴：在头部，当前发际上4寸，头正中线旁开2.25寸。

3. 颞区

（1）颞区头穴线（如图6-3）

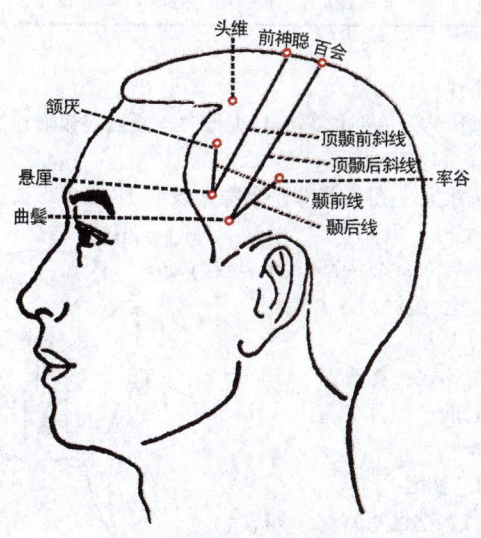

图6-3 颞区头穴线

(2)颞区头穴线一览表(如表6-3)

表6-3 颞区头穴线一览表

名　称	定　位	主　治
颞前线 (MS10)	在侧颞部,自胆经颔厌穴至悬厘穴作一直线	偏头痛、周围性面瘫、运动性失语及口腔疾病
颞后线 (MS11)	在侧颞部,自胆经率谷穴向下至曲鬓穴作一直线	眩晕、偏头痛、耳鸣、耳聋等

备注:

颔厌穴:在头侧部,当头维穴与曲鬓穴弧形连线的上1/4与下3/4交点处。

头维穴:在头侧部,当额角发际上0.5寸,头正中线旁4.5寸。

率谷穴:在头部,当耳尖直上入发际1.5寸,角孙穴直上方。

角孙穴:在头部,折耳郭向前,当耳尖直上入发际处。

4. 枕区

(1)枕区头穴线(如图6-4)

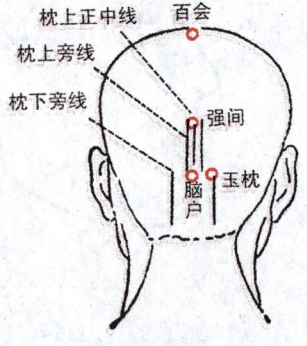

图6-4 枕区头穴线

（2）枕区头穴线一览表（如表6-4）

表6-4 枕区头穴线一览表

名　称	定　位	主　治
枕上正中线 （MS12）	在后头部，即督脉强间穴至脑户穴的垂直线，长为1.5寸	眼病、足癣、腰脊痛等
枕上旁线 （MS13）	在后头部，从枕外粗隆督脉脑户穴旁开0.5寸处，向上引一条长为1.5寸的直线	白内障、近视眼、皮层性视力障碍等
枕下旁线 （MS14）	在后头部，自膀胱经玉枕穴至天柱穴向下引一条长为2寸的直线	小脑疾病引起的平衡障碍、后头痛等

备注：

强间穴：在头部，当后发际正中直上4寸。

脑户穴：在头部，当后发际正中直上2.5寸，风府穴上1.5寸，枕外隆凸的上缘凹陷处。

风府穴：在项部，当后发际正中直上1寸，枕外隆凸直下，两斜方肌之间凹陷中。

玉枕穴：在后头部，当后发际正中直上2.5寸，旁开1.3寸，平枕外隆凸上缘凹陷处。

天柱穴：在项部，斜方肌外缘之后发际凹陷中，约当后发际正中旁开1.3寸。

第7章 足穴速记

1. 足穴取穴方法

（1）足跟后缘中点与足第2、第3趾间连线折为10寸，以此线为正中线。

（2）足底各趾间与足跟后缘连线平行于正中线，其间各为1寸。

（3）足背以表面解剖标志定位。

（4）内外踝顶点与足底内外缘垂直线各折为3寸。

2. 常用足穴

（1）常用足穴（共22个，如图7-1）

（2）常用足穴一览表（如表7-1）

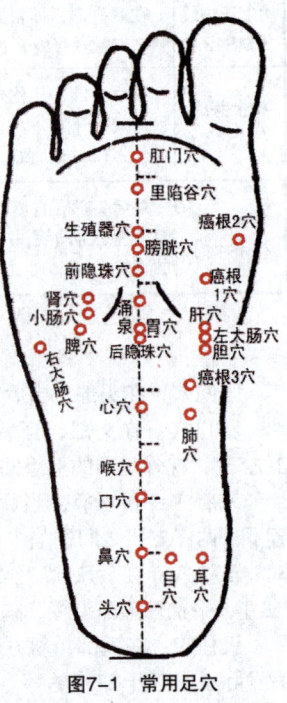

图7-1 常用足穴

表7-1 常用足穴一览表

序号	穴名	定位	主治
1	头穴	在足底部,位于足跟下赤白肉际中点处前1寸	头痛、牙痛(止痛效果好)
2	鼻穴	在足底部,位于正中线上,在头穴前1寸	急、慢性鼻炎
3	目穴	在足底部,位于鼻穴左右各旁开0.6寸,略后于鼻穴0.1寸处。共2穴	急、慢性眼部病症
4	耳穴	在足底部,位于鼻穴左右各旁开1.2寸,略后于鼻穴0.1寸处。共2穴	耳聋、耳鸣等
5	口穴	在足底部,位于正中线上,鼻穴前1寸	牙痛、咽炎、扁桃体炎等
6	喉穴	在足底部,位于正中线上,口穴前0.6寸	咽痛、扁桃体炎、发热、上呼吸道感染等
7	心穴	在足底部,位于正中线上,喉穴前1.1寸处	心力衰竭、高血压、喉炎、舌炎和失眠多梦等
8	肺穴	在足底部,位于心穴左右各旁开1寸,略后于心穴0.1寸处。共2穴	咳嗽、胸闷、胸痛、气喘等
9	胃穴	在足底部,位于正中线上,在心穴前1.4寸	呕吐、呃逆、胃痛、消化不良症等

续表

序号	穴名	定位	主治
10	肝穴	在足底部，位于胃穴内侧1.2寸处	目视不明、慢性肝炎、胆囊炎、肋间神经痛等
11	脾穴	在足底部，位于胃穴外侧1.2寸处	腹胀、腹泻、消化不良、尿闭、血液病等
12	胆穴	在足底部，位于肝穴后0.3寸处，直对肝穴	胆囊炎、胆石病、胁肋痛等
13	小肠穴	在足底部，位于胃穴左右各旁开1寸，向前0.3寸处，直对肺穴。共2穴	腹胀、腹痛、肠鸣不适等
14	前、后隐珠穴	2穴均位于足底正中线上，前隐珠穴位于涌泉穴（体穴）前0.4寸处，后隐珠穴位于涌泉穴后0.6寸处	均用于治疗高血压、精神分裂症、癫痫、高热昏迷等病症
15	肾穴	涌泉穴内、外各旁开1寸处，直对小肠穴。共2穴	高血压、急性腰痛、尿潴留、精神分裂症
16	癌根1穴	肝穴前1寸，直对肝穴	对胃、贲门、食管下段恶性肿瘤，有镇痛及改善症状之效。刺激时宜透向公孙、涌泉、然谷等穴

续表

序号	穴名	定位	主治
17	大肠穴	共2穴。后隐珠穴内侧1.2寸,向后0.2寸处的为左大肠穴,后隐珠穴外侧2寸向后0.2寸处的为右大肠穴	腹痛、肠功能紊乱症、慢性结肠炎等
18	膀胱穴	涌泉穴前1寸,在正中线上	遗尿、尿潴留等症
19	生殖器穴	膀胱穴前0.3寸,在正中线上	月经不调、白带、睾丸炎、尿潴留等
20	癌根2穴	位于膀胱穴内侧2寸,前0.1寸处	对脐部以下的内脏肿瘤及淋巴转移癌有镇痛和改善症状之效。刺激时宜透向公孙、涌泉、癌根1穴
21	肛门穴	在足底部,位于正中线上,在里陷谷穴前0.6寸处(里陷谷穴位于陷谷穴足底对应点)	脱肛、痔疾、便秘等
22	癌根3穴	位于内侧肺穴前0.6寸处	对食管上、中段与肺、颈、鼻、咽等处恶性肿瘤有镇痛、解痉和改善症状之效

3. 新增足穴

（1）新增足穴（30个，如图7-2、图7-3、图7-4、图7-5）

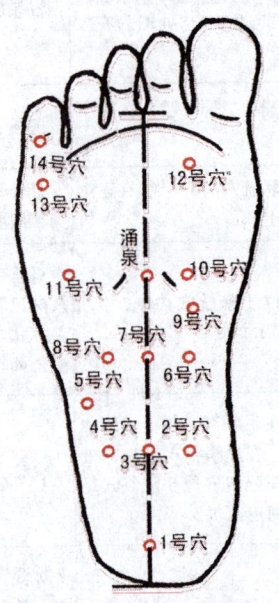

图7-2 新增足穴（足底部）

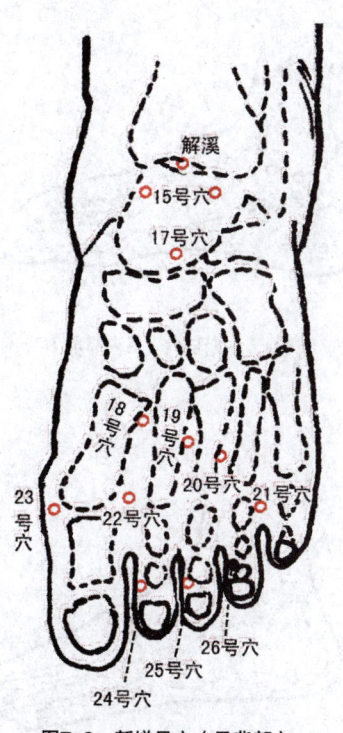

图7-3 新增足穴（足背部）

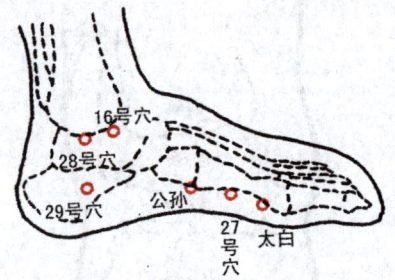

图7-4 新增足穴（足内侧部）

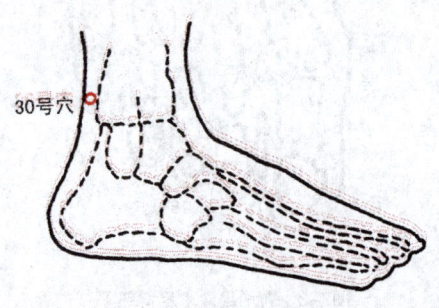

图7-5 新增足穴（足外侧部）

(2) 新增穴位一览表（如表7-2）

表7-2　新增穴位一览表

穴 位	定 位	主 治
1号穴	足底后缘中点直上1寸	感冒、头痛、鼻炎、鼻窦炎、上颌窦炎
2号穴	足底后缘中点直上3寸，内旁1寸处	三叉神经痛
3号穴	足底后缘的中点直上3寸处，即外踝与内踝连线足底之中点	神经衰弱、癔病、失眠、昏迷、低血压
4号穴	足底后缘中点直上3寸，外旁开1寸	肋间神经痛、胸闷、胸痛
5号穴	足底后缘中点直上4寸，外旁开1.5寸	坐骨神经痛、阑尾炎、胸痛
6号穴	足底后缘中点直上5寸，内旁开1寸	痢疾、腹泻、消化道溃疡病
7号穴	足底后缘中点直上5寸	哮喘、大脑发育不全
8号穴	足底后缘中点直上5寸，外旁开1寸	神经衰弱、癫痫、癔病
9号穴	拇指与第2趾间后4寸	痢疾、腹泻、子宫颈炎
10号穴	涌泉穴内旁开1寸	慢性胃肠炎、胃痉挛

续表

穴 位	定 位	主 治
11号穴	涌泉穴外旁开2寸	肩痛、荨麻疹
12号穴	足底拇指与第2趾间后1寸	牙痛
13号穴	足底小趾横纹中点后1寸处	牙痛
14号穴	足底小趾横纹中点	尿频、尿急、遗尿
15号穴	解溪穴（即踝关节横纹中点）下5分的两旁凹陷中	腰腿痛、腓肠肌痉挛
16号穴	足内侧舟骨突起上凹陷中	高血压、腮腺炎、急性扁桃体炎
17号穴	解溪穴（即踝关节横纹中点）前下2.5寸处	心绞痛、哮喘、感冒
18号穴	足背第1跖骨底外前凹陷中	胸痛、胸闷、急性腰扭伤
19号穴	足背第2、第3趾间后3寸处	头痛、中耳炎、急慢性胃炎、消化道溃疡病
20号穴	足背第3、第4趾间后2寸处	落枕
21号穴	足背第4、第5趾间后0.5寸处	坐骨神经痛、腮腺炎、扁桃体炎
22号穴	足背第1、第2趾间后1寸	高血压、急性扁桃体炎、流行性腮腺炎
23号穴	拇长伸肌腱内侧跖趾关节处	急性扁桃体炎、流行性腮腺炎、高血压、结节性痒症、荨麻疹、湿疹

续表

穴位	定位	主治
24号穴	第2趾的第2趾关节（第2趾骨头部）内侧赤白肉际处	头痛、中耳炎等
25号穴	第3趾的第2趾关节（第2趾骨头部）内侧赤白肉际处	头痛
26号穴	第4趾的第2趾关节（第2趾骨头部）内侧赤白肉际处	头痛、低血压
27号穴	太白穴与公孙穴连线的中点	神经衰弱、癫痫、癔病、腹痛等
28号穴	足内侧舟状骨突起上后陷中	痛经、功能性子宫出血、附件炎等
29号穴	内踝正中直下2寸	功能性子宫出血、支气管炎、哮喘等
30号穴	足外踝后缘直上1.5寸	坐骨神经痛、腰痛、头痛

【附录】穴 名 检 索

A

癌根1穴 …………… 322
癌根2穴 …………… 323
癌根3穴 …………… 323
安眠 ……………… 252

B

八风 ……………… 262
八邪 ……………… 259
不容 ………………… 79
本神 ……………… 194
白环俞 …………… 135
百会 ……………… 227
百虫窝 …………… 260
步廊 ……………… 165
秉风 ……………… 118
胞肓 ……………… 142
髀关 ………………… 83
臂臑 ………………… 66
贲门 ……………… 306

鼻穴 ……………… 321
扁桃体 …………… 310

C

长强 ……………… 220
尺泽 ………………… 54
冲门 ……………… 101
冲阳 ………………… 87
垂前 ……………… 310
次髎 ……………… 136
承山 ……………… 143
承光 ……………… 127
承扶 ……………… 137
承灵 ……………… 195
承泣 ………………… 74
承浆 ……………… 242
承筋 ……………… 143
承满 ………………… 80
瘛脉 ……………… 184
攒竹 ……………… 126

D

- 大横 …… 102
- 大巨 …… 82
- 大包 …… 104
- 大迎 …… 75
- 大杼 …… 129
- 大肠 …… 306
- 大肠穴 …… 323
- 大肠俞 …… 134
- 大钟 …… 158
- 大都 …… 97
- 大陵 …… 175
- 大敦 …… 212
- 大椎 …… 224
- 大赫 …… 161
- 地五会 …… 204
- 地仓 …… 75
- 地机 …… 99
- 顶颞后斜线 …… 316
- 顶颞前斜线 …… 315
- 顶旁1线 …… 316
- 顶旁2线 …… 316
- 顶中线 …… 315
- 定喘 …… 253
- 对屏尖 …… 303
- 兑端 …… 229
- 带脉 …… 198
- 胆俞 …… 132
- 胆穴 …… 322
- 胆囊 …… 261
- 膻中 …… 239
- 督俞 …… 131
- 犊鼻 …… 84

E

- 二白 …… 256
- 二间 …… 62
- 额 …… 303
- 额旁1线 …… 314
- 额旁2线 …… 314
- 额旁3线 …… 314
- 额中线 …… 314
- 耳背肺 …… 311
- 耳背肝 …… 312
- 耳背沟 …… 312
- 耳背脾 …… 311
- 耳背肾 …… 312

耳背心	311	浮郄	137
耳迷根	312	复溜	159
耳穴	321	跗阳	144
耳中	293	腹	298
耳尖	294	腹结	102
耳门	185	腹通谷	164
耳和髎	185	腹哀	102

F

G

飞扬	144	公孙	97
丰隆	86	归来	82
风门	130	光明	202
风市	200	关门	81
风池	196	关元	236
风府	226	关元俞	134
风溪	296	关冲	178
伏兔	84	肝	307
扶突	68	肝穴	322
附分	138	肝俞	132
府舍	101	肛门	294
肺	308	肛门穴	323
肺穴	321	膏肓	139
肺俞	130	膈关	140
浮白	193	膈俞	131

跟·············· 297

H

华盖	241
后顶	226
后溪	115
喉穴	321
会阳	136
会阴	234
会宗	180
合阳	143
合谷	62
肓门	141
肓俞	163
环中	260
环跳	200
踝	298
滑肉门	81
魂门	140
颔厌	191
横骨	161
颌	310
鹤顶	260

J

巨骨	66
巨阙	239
巨髎	75
交信	159
夹承浆	250
夹脊	253
间使	174
极泉	109
角孙	185
角窝上	300
角窝中	300
鸠尾	239
京门	198
京骨	146
肩	296
肩井	196
肩贞	117
肩外俞	119
肩中俞	119
肩前	255
肩髃	66
肩髎	182

居髎	199	髋	298
金门	145	昆仑	144
金津	250		
经渠	56	**L**	
建里	238	厉兑	88
交感	298	列缺	56
急脉	216	劳宫	175
脊中	222	灵台	223
厥阴俞	130	灵道	111
筋缩	223	灵墟	166
颊车	76	轮1	294
结节	294	轮2	294
解溪	86	轮3	294
颈	298	轮4	294
颈椎	298	络却	128
睛明	125	落枕	258
箕门	100	梁门	80
		梁丘	84
K		颅息	184
孔最	55	廉泉	242
口	306	阑尾	261
口穴	321	阑尾（耳穴）	307
口禾髎	68	漏谷	99
库房	78	蠡沟	213

M

目窗	195
目穴	321
命门	222
眉冲	126
面颊	310

N

内鼻	301
内耳	310
内分泌	308
内关	174
内生殖器	300
脑干	303
内庭	87
脑户	226
脑空	196
臑会	182
臑俞	117
尿道	294
颞	303
颞后线	318
颞前线	318

P

仆参	144
偏历	63
脾	307
脾穴	322
脾俞	132
痞根	254
屏尖	300
屏间后	303
屏间前	301
魄户	138
盆腔	300
膀胱	307
膀胱穴	323
膀胱俞	135
皮质下	303

Q

气管	308
气户	78
气穴	161
气冲	83
气舍	77

气海	237
气海俞	133
丘墟	203
曲池	65
曲泽	173
曲垣	119
曲差	126
曲骨	235
曲泉	214
曲鬓	192
牵正	251
青灵	109
前、后隐珠穴	322
前谷	115
前顶	227
缺盆	78
清冷渊	181
球后	249
期门	217
强间	226
颧髎	120

R

人迎	77
日月	198
乳中	79
乳根	79
然谷	157

S

十二指肠	306
十七椎	255
十宣	259
三阳络	180
三阴交	98
三间	62
三角灸	252
三焦	308
三焦俞	133
上巨虚	85
上耳根	312
上屏	300
上关	191
上明	249
上迎香	249
上星	227
上脘	238
上廉	64

上髎	135	束骨	146
少冲	112	身柱	224
少府	111	肾上腺	301
少泽	115	肾	307
少商	57	肾穴	322
少海	109	肾俞	133
手三里	64	神门	111
手五里	66	神门（耳穴）	300
输尿管	307	神庭	228
水分	237	神封	165
水沟	238	神堂	140
水突	77	神道	224
水泉	158	神阙	237
水道	82	神藏	166
石门	236	生殖器穴	323
石关	163	食管	306
舌	309	食窦	102
申脉	145	素髎	228
四白	74	商丘	98
四神聪	247	商曲	163
四满	162	商阳	61
四渎	181	锁骨	296
四缝	259	率谷	192
丝竹空	185		

T

天井	181
天池	172
天冲	193
天宗	118
天府	54
天枢	81
天突	241
天柱	128
天泉	173
天容	120
天鼎	67
天窗	119
天溪	103
天牖	183
天髎	182
太乙	81
太白	97
太冲	213
太阳	249
太渊	56
太溪	158
头临泣	195
头窍阴	193
头维	76
头穴	321
臀	298
听会	191
听宫	121
艇角	307
艇中	307
条口	86
通天	127
通里	110
陶道	224
瞳子髎	190

W

五处	127
五枢	199
外丘	202
外关	179
外陵	82
外鼻	300
外耳	300
外生殖器	294
完骨	193

委中	138
委阳	138
胃	306
胃穴	321
胃仓	141
胃俞	132
胃脘下俞	253
屋翳	78
维道	199
温溜	63
腕	295
腕骨	115

X

下巨虚	86
下关	76
下脘	238
下廉	64
下髎	136
下耳根	312
下屏	300
小肠	306
小肠穴	322
小肠俞	134
小海	117
心	308
心穴	321
心俞	131
血海	99
囟会	227
行间	212
侠白	54
侠溪	204
郄门	174
消泺	181
胸	298
胸椎	298
胸乡	104
陷谷	87
悬枢	222
悬厘	192
悬钟	203
悬颅	192
璇玑	241
膝	298
膝关	214
膝阳关	201
膝眼	261

Y

云门	54
玉枕	128
玉堂	240
玉液	251
印堂	248
咽喉	301
眼	310
阳白	194
阳交	201
阳池	179
阳谷	116
阳纲	141
阳陵泉	201
阳辅	202
阳溪	62
阴市	84
阴包	215
阴交	237
阴谷	160
阴郄	110
阴都	164
阴陵泉	99
阴廉	216
迎香	68
鱼际	56
养老	116
牙	309
哑门	225
幽门	164
涌泉	157
彧中	166
鱼腰	248
殷门	137
膺窗	79
液门	178
渊腋	197
龈中	303
隐白	96
意舍	141
胰胆	307
腰阳关	221
腰俞	220
腰眼	255
腰奇	255
腰痛点	258
腰骶椎	298

龈交	229	中魁	257
噫嘻	140	枕	303
俞府	167	枕上旁线	319
翳风	183	枕上正中线	319
翳明	251	枕下旁线	319

Z

		正营	195
子宫	252	直肠	294
支正	117	指	295
支沟	180	趾	297
中冲	175	至阳	223
中极	236	至阴	146
中府	53	志室	142
中注	163	足三里	85
中枢	223	足五里	215
中泉	257	足临泣	203
中庭	239	足通谷	146
中封	213	足窍阴	204
中都	214	坐骨神经	298
中渚	179	肘	296
中渎	201	肘髎	65
中脘	238	肘尖	256
中膂俞	135	周荣	104
中髎	136	秩边	142
		章门	216

辄筋…………………197　　筑宾…………………160
紫宫…………………241　　照海…………………159

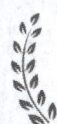 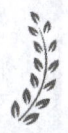

批评使人进步

观察市场上的成功者,可以发现一个事实:成功者做得更认真、更扎实一些。而创业者通常靠着敏锐发现市场的能力和对机会的把握,迅速建立自己的市场,当市场规模足够大或者竞争者进入或者市场发生调整的时候,他们无一例外地又会遇到瓶颈。而在此之前实际上很难发现问题——发现问题的能力可能更关键、更重要。

《针灸经络穴位速记手册》自面世以来,已经5岁了。期间进行了2次华丽的变身,一是从枯燥的黑色变成了彩色,二是在"瘦身"的同时又增加了一些"肌肉"。5年以来,我们收到过一些读物的来信,向作者和我们提出了各种学习中的问题。在此,我们深表感谢。同时,我们觉得目前遇到了一个瓶颈:如何突破过去,在以后更好地为读者服务呢?请让我们听听您的意见或者批评。

我们将报答您给予的帮助:

1. 我们会在书后附一个感谢榜,您的合理化建议一经采用,您的名字将会出现在榜上。
2. 我们将随机抽出若干名读者,免费送出手机话费30元。公布在我们的博客或微博上。

一、请问您是学生吗？

A. 是　　B. 不是　　C. 已工作

二、目前就读哪一阶段？

A. 本科　　B. 研究生　　C. 博士　　D. 其他

三、请问您是中医专业的吗？

A. 是　　B. 西医　　C. 其他

四、本次改版中，我们增加了临床会用到的头穴、耳穴和足穴的内容，您是否觉得有用？

A. 有用　　B. 没用　　C. 有点用处

五、您对本书的图片是否满意？

A. 满意　　B. 不满意　　C. 无所谓

六、您觉得本书不足的地方有哪些？

_____

七、您觉得我们还能在哪些方面创新吗？

_____

可将您的意见（题号+答案字母）及建议、个人信息形成文字，发至我们的邮箱：190428731@qq.com。

谢谢读者的批评，批评可以让我们有更多的机会发现自己的问题，让我们不再心安理得地躺在过去的辉煌中没落。批评使人进步。